REINER ULRICH KOCH

Saufieber

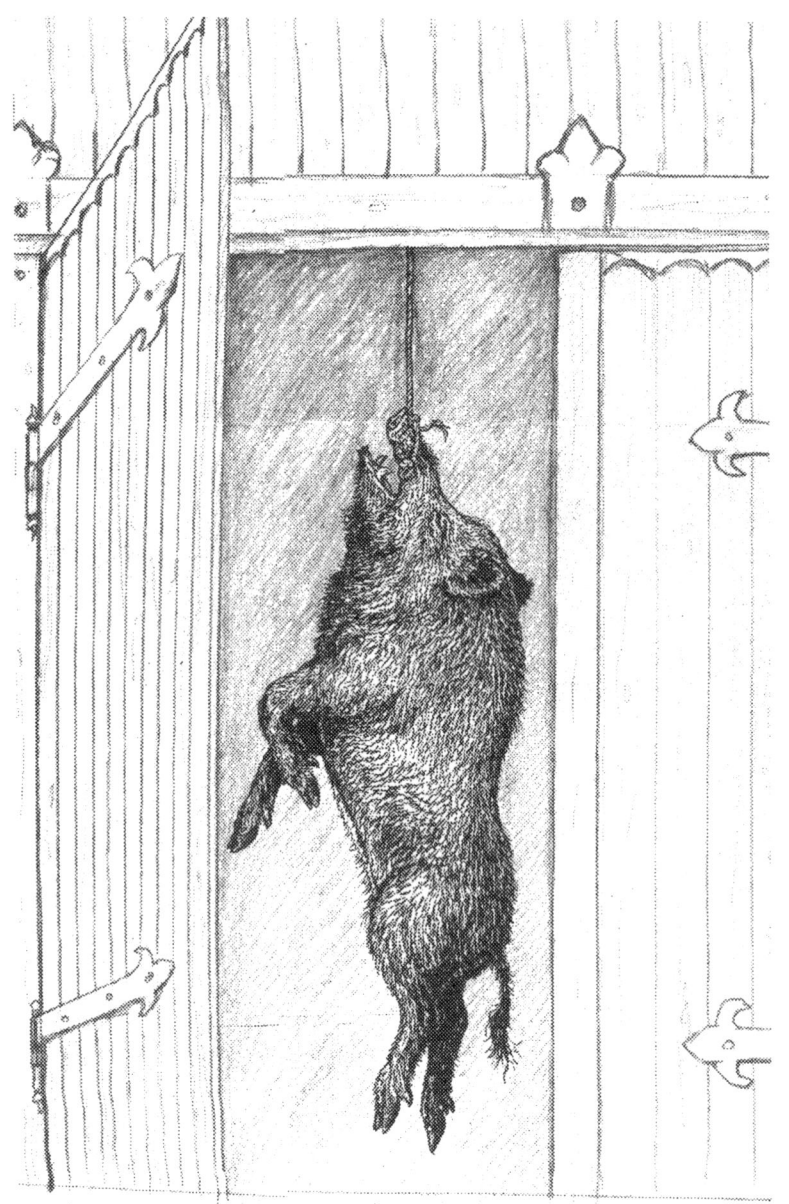

„Hauptsache, sie hängt in der richtigen Scheune!"

REINER ULRICH KOCH

Saufieber

Erinnerungen
an fast unglaubliche
Jagderlebnisse

NEUMANN-NEUDAMM
Verlag für Jagd und Natur

Bildnachweis:
Die Zeichnungen fertigte Dr. Franz Müller, Gersfeld-Hettenhausen. Die Fotos sind dem Archiv des Verfassers entnommen.

© 1999 Verlag J. Neumann-Neudamm GmbH & Co. KG, 34212 Melsungen
Printed in Germany
DTP: Media Service Rosen, Malsfeld
Reproduktion und Druck: FVA, Fuldaer Verlagsanstalt
Verarbeitung: Buchbinderei Willy Keller, Kleinlüder
ISBN 3-7888-0726-1

Inhaltsverzeichnis

Vorwort

*Anlaß, ein Buch zu schreiben, gibt es nur, wenn das Herz voll
ist und beginnt überzulaufen, wenn als Motivation Erlebtes
und auch Träume auf das Papier drängen, um dauerhaft Bestand zu erhalten, wenn der Augenblick festgehalten werden
soll, der im nächsten Moment schon nicht mehr greifbar ist, in
der Gewißheit unwiederholbar zu sein.*

*Aus einer Vielzahl skizzierter Erinnerungen, über viele Jahre
hinweg, entstehen dann nach und nach wieder lebendige Ge-
schichten, kommen Gesichter zurück, werden gesprochene
Worte erneut Wirklichkeit.*

*Ein Buch über Jagderlebnisse müßte eigentlich aus Passion
und Leidenschaft entstehen, aus dem Erleben heraus, an dessen Ende der Erfolg, die Beute, steht.*

*Die Triebfeder zu meinem Buch liegt viel mehr im gemein-
sam Erlebten, in der Erinnerung an einen Freund, im Andenken an unwiederbringliche Stunden: das selbstverständliche
Teilhaben an der Passion des anderen und im Erfolg des anderen die eigene Motivation für jagdliches und forstliches Handeln suchen. Oft war es nur das gemeinsame Verstehen, häufig
ohne Worte und auch vielfach ohne den ersehnten Erfolg, aber
stets war es eine Bereicherung.*

*Nicht allein die jagdliche Freude – mehr noch, auch das Be-
wußtsein, in allen Lebenslagen einen Freund und weisen Rat-
geber gehabt zu haben, bestimmten meinen Entschluß, Erinnerungen als bleibendes Andenken niederzuschreiben.*

*Dieses Buch ist als Andenken meinem am 18. April 1993
verstorbenen Freund und Kollegen Günter Bangert und seiner
Familie, die immer ein Teil unserer engen Beziehung war, ge-
widmet.*

*Alle geschilderten Erlebnisse hat das richtige Leben geschrie-
ben, und die darin vorkommenden Freunde und Kollegen wur-*

den von mir „lebensecht" wiedergegeben. Namen habe ich nur benutzt, um das Erkennen zu erleichtern, verbunden mit der Hoffnung, niemandem zu nahe getreten zu sein.

Nicht zuletzt ist dieses Buch aber auch eine kleine „Liebes-erklärung" an meine Frau, die durch ihre Passion, ihr Verständnis für meine Jagdausübung und die Liebe zu unseren Hunden viele Episoden mit geprägt hat.

Mir selbst kann das Buch vielleicht helfen, die Lücken, die Günter mit seinem frühen Tod auch bei mir und meiner Familie hinterlassen hat, ein wenig aufzufüllen, durch die Zwiesprache, die bei jeder nachvollzogenen Erinnerung immer neue Formen annimmt.

„Du, Günter! – Draußen liegt Neuschnee!"

Forsthaus Oberkalbach, im Februar 1998
Reiner Ulrich Koch

Ein Winterkeiler

oder

Aller Laster Anfang

Alle Freundschaften beginnen mit einem vorsichtigen Abtasten und Ausloten der Gemeinsamkeiten. So auch unsere!

Winter 1974 – Günter hatte einen guten Winterkeiler geschossen und suchte nun jemanden, der bereit war, ihm beim Abschwarten zu helfen. Sauen waren damals noch eine Rarität im Forstamt und wurden in der Regel selbst „verwurschtelt" und meist, je nach Größe, mit mehreren Personen geteilt. Der Erleger mußte zur „Strafe" die Sau abschwarten und zerlegen, in Portionen zerteilen, verwiegen und die Kosten anhand des Verteilungsschlüssels aufteilen. Am liebsten wurde es von den Kollegen gesehen, wenn die Fleischrationen auch noch per Kurier ins Haus geliefert wurden, für ein müdes Dankeschön, versteht sich. Manche vergaßen auch das. Wiederum andere hatten auch eine Flasche „Feuerwasser" oder einen guten Tropfen Wein für die geleistete Gefälligkeit übrig und wurden natürlich immer gut bedient – im Rahmen des Ermessensspielraums, versteht sich ebenfalls!

So kam es also, daß wir zwei uns im Schlachthaus der alten Dorfgastwirtschaft trafen, um den Keiler der Woche abzuschwarten. Festhalten, ziehen, schneiden, drücken, sägen und was so alles dazugehört. Fast alles Arbeiten, die man bei der Größenordnung dieser Sau , sie wog immerhin fast 80 Kilogramm, nicht mehr allein ausführen konnte. Günter hatte eine Flasche Weinbrand mitgebracht (um die kalten Hände einzureiben), und erst mußte auf sein Waidmannsheil getrunken werden.

Zunächst war alles sehr förmlich: Wo man herkomme? In welchen Forstämtern man denn so gewesen sei? Dann die Suche nach gemeinsamen Bekannten, bei der man hier und da fündig wurde. Schnell stellte sich heraus, daß wir beide an der gleichen „Norddeutschen Mentalität" litten und uns immer besser verstanden. Es war schon eine ganze Zeit vergangen, und wir hatten noch kein Messer zur Hand genommen. „Waidmannsheil", auf einem Bein kann man nicht stehen! Ich heiße Günter!" – „Ich heiße Reiner. Auf viele Wutzerchen!"

Jetzt wurde es aber Zeit, mit dem Abschwarten zu beginnen, sonst würde es noch Nacht werden. Jeder nahm sich eine Seite der Sau vor, und die Messer blitzten. Wir merkten schnell, daß jeder sein Handwerk verstand, und im Nu war die dicke Winterschwarte auf dem Kachelfußboden ausgebreitet. Mindestens ein Fünftel des Gewichtes des Keilers machte sie aus. Wir hatten schweigend, fast im Akkord, gearbeitet; sogar etwas geschwitzt. Im Schlachthaus war es kalt, und aus Angst vor Erkältung gossen wir einen „Kleinen" ein. „Waidmannsheil! Wie hast du den eigentlich erwischt?" war meine – längst überfällige – Frage. Günter hielt nichts von Jägerlatein und langatmigen Erzählungen und berichtete in knappen Worten: Um 17.00 Uhr kam hinter ihm, im Buchenaltholz, eine starke Sau und zog rasch von ihm weg. Auf seinen Pfiff verhoffte sie und bekam die Kugel angetragen.

Auf den Schuß hin wendete sie und flüchtete genau auf ihn zu. Ein weiterer Schuß, spitz von vorn, ging natürlich daneben. Wenige Meter vor der Kanzel drehte die Sau im rechten Winkel ab, wurde ein weiteres Mal beschossen und nahm eine nahe Dickung an, ohne auch nur einmal zu zeichnen. In der Dickung rumorte die Sau lange Zeit auf der selben Stelle, und er habe vergeblich darauf gewartet, daß es still wurde. Bei der ständig zunehmenden Dämmerung entschloß er sich, dem „Watz" in die Dickung nachzukriechen.

Nach kurzer Zeit sah er einen dunklen Klumpen vor sich, der ständig wetzte und mit dem Gebrech klapperte.

Weiße Schaumflocken lösten sich von den aufblitzenden Waffen und wurden eins mit dem Schnee.

Alle Geräusche waren gedämpft, und die Szene machte einen unwirklichen Eindruck. Ein schneller Schuß sollte das Drama beenden. Anstatt zusammenzusinken, setzte sich die Sau in Bewegung und wollte ihn annehmen. Beim schnellen Repetieren verkeilte sich die Patrone im Patronenlager – erneutes Repetieren, und die Patrone versank im tiefen Schnee!

Leergeschossen, das Gewehr zur Abwehr erhoben, erwartete Günter den heranstürmenden Keiler. Wenige Meter vor ihm brach der Watz hinten zusammen und saß auf den Keulen. Mittlerweile das Jagdmesser in der Hand, wartete er auf einen erneuten Angriff der Sau. Minuten, die zur Ewigkeit wurden, vergingen, bis der Recke mit einem urigen Laut zitternd zur Seite fiel.

Günter hatte die Geschichte ganz ruhig erzählt und schien erst jetzt die Gefährlichkeit der Situation zu begreifen. Junge, Junge, was dabei alles hätte passieren können! Ein fünfjähriger Keiler ist ja auch nicht gerade ein Kuscheltier! „Prost und Waidmannsheil!" – Und wieder war ein Weinbrand verschwunden. Auf den verspäteten Schreck!

Die Bergung der Sau war auch nicht gerade einfach gewesen. Der Traktor eines Waldarbeiters mußte im Tiefschnee ganze Arbeit leisten, bis der Watz im Schlachthaus von „Schröders" hing.

Die Uhr erinnerte uns wieder an den eigentlichen Sinn unserer Zusammenkunft. In einer Stunde wollten die

Nutznießer des Wildbrets ihre Portionen abholen, und wir waren noch fleißig beim Erzählen.

Wieder wurde schnell und geübt gearbeitet. Ein Blatt hier hin, eine Keule dorthin. Filetrücken, Vorderrücken, Bauch und Rippen, alles wurde aufgeteilt. Die Schüsse hatten auch im Wildbret ihre Spuren hinterlassen, und so gab es immer die leidige Aufteilerei der zerschossenen Teile. Ein Blatt mit Blutergüssen kam noch auf diese Portion – den konnten wir sowieso nicht so gut leiden.

Endlich war auch diese Arbeit getan, die Schwarte eingesalzen, das Schlachthaus ausgewischt, als die Kollegen zum Fleischempfang antanzten. Mit Wannen und Plastikbeuteln bewaffnet, herrschte für kurze Zeit Durcheinander, dann trat wieder Ruhe ein.

Wir waren wieder allein mit der Sauschwarte, den Knochen und Abfällen. Ach ja, die Flasche Weinbrand war auch noch da! Aber das meiste war von ihr nicht mehr zu erwarten. Fragend schauten wir uns an: Gehen wir noch mal hoch in die Gaststube oder fahre ich nach Hause? Günter lebte sowieso hier, und ich wollte einmal sehen, wo er wohnt. Immerhin lag unsere Freundschaft erst in zarten Anfängen und mußte noch gefestigt werden! Mittlerweile war es draußen dunkle Nacht geworden, und der Hunger verlangte nach einem ordentlichen Mal. Ein anständiges Schnitzel, ein paar Bier und viel Gesprächsstoff verstärkten die Sympathien für einander. Wir gelobten uns, des öfteren Keiler abzuschwarten, und wußten genau, daß es doch meistens Frischlinge sein würden. Es wurden viele – aber: Jedes Laster hat nun einmal seinen Anfang.

Hirschfährten

oder

Jagt der Weihnachtsmann auch?

Weihnachten. Schnee, überall Schnee! Meinem Grundsatz treu, am Heiligabend und am Ersten Feiertag nicht zu jagen, saß die ganze Familie am Abend des Ersten Feiertages um den Weihnachtsbaum. Es wurde ein bißchen gespielt, ein bißchen gelesen und dazu leise Weihnachtsmusik gehört. Da kam das Klingeln des Telefons einem Stilbruch verdächtig nahe. Keiner wollte so recht losrennen; es war sicherlich wieder die liebe Verwandtschaft. Nachdem nun wirklich niemand Anstalten machte, an den Apparat zu gehen, fiel wieder einmal das Los auf mich. Ohne weihnachtlichen Schmelz in der Stimme meldete ich mich. –

„Du, hier ist der Günter! Ich habe ein ganzes Hirschrudel im Revier! Wollen wir morgen nicht mal versuchen, dran zu kommen? Ach ja! Fröhliche Weihnachten auch."
Wir waren uns sofort einig, aber unsere Frauen mußten irgendwie in unser Konzept passen. Sie hatten sich ja immer so herrlich viel zu erzählen, vielleicht könnte der Trick mit der „Frauenzusammenführung" greifen?

Also erst mal unsere Frauen am Telefon verbunden, und kurze Zeit später hatten wir den Auftrag, Hirschfleisch für beide Familien zu beschaffen. Die Damen wollten sich derweil mit Stricken, Kaffee und Weihnachtsgebäck die Zeit vertreiben.

Mittagessen wurde auch extrem früh angesetzt, so daß einem „Hirschabenteuer" nichts mehr im Wege stand. Erst Fährten ausgehen, dann ansetzen, danach Hirsche bergen. So einfach war das!

13

Am Zweiten Feiertag, ganz schön vollgefuttert mit Weihnachtsbraten, trafen wir uns gegen 12.00 Uhr am Forsthaus des Freundes. Erst Familie ausladen, dann die Wahl des Fahrzeuges. Immerhin lagen ca. 40 Zentimeter Schnee, und in der Nacht hatte es noch kräftig geweht.

Der Wettkampf „Käfer gegen Kadett" wurde zu Gunsten des Kadett entschieden, da die Schneeketten bereits im Kofferraum lagen, nagelneue Winterreifen aufgezogen waren und eine schwere Betonplatte für das nötige Gewicht sorgte. Als Günter mit der Bemerkung: „Sicher ist sicher!" noch eine Schaufel in meinen „Zerberus" schob, wurde die Aktion von mir mit einem geringschätzigen Lächeln versehen. Steckenbleiben? – Ich doch nicht!

Wir machten uns auf den Weg. Zuerst die Ecken im Revier abfahren, in die die Fährten gestern hineinführten. Jungfräulich waren alle Wege. Verdammt, war da viel Schnee gefallen! Der Kadett schwänzelte hin und her, wühlte sich aber beharrlich durch das lockere Weiß. „Siehst du, wie der durchmarschiert?" war mein stolzer Kommentar.

Nur von dem Hirschrudel fanden wir nichts. Nicht eine einzige Fährte. Es blieb uns keine andere Wahl, als alle Wege abzufahren, um irgendwo auf die Fährten zu stossen. Der Wind hatte in der Nacht ganze Arbeit geleistet! Nur kleine Mulden waren übrig geblieben, die alles sein konnten, auch Hirschfährten.

Immer wieder anhaltend und rätselnd: Sind das nun Hirschfährten oder nicht? Endlich, in einem Fichtenstangenholz hatte der Wind sein zerstörerisches Werk nicht vollenden können. Hier waren eindeutig Rotwildfährten. Der erste Anhaltspunkt! Günter stieg aus und begann den Fährten zu folgen. Wenigstens war die Richtung deutlich zu erkennen. Nach zwanzig Minuten war er wieder da, schweißnaß: „Du, die sind von gestern. Ich

14

habe meine eigene Spur gefunden!" Andere Wege abfahren, neues Suchen!

Am Feldrand fiel uns eine Furche im Schnee auf, von der Günter meinte, sie sei gestern noch nicht vorhanden gewesen. „To be or not to be", kam uns Shakespeare in den Sinn. Das Feld war zwar nicht unsere Jagdfläche, aber einen unbewaffneten „Spaziergang" auf einer undefinierbaren Spur konnte keiner übelnehmen. Immerhin führte diese Spur in Richtung der Nachbarförsterei (später der meinigen!) in tiefere Lagen. Wald mußten die Hirsche ja nun wieder aufsuchen. Günter wollte diese Spur ausgehen, und ich sollte ihn auf den bekannten Querwegen wieder mit dem Fahrzeug aufnehmen. Er marschierte los, den Schnee bis zu den Knien, und ich quälte den Kadett über die ungeräumten Feldwege. Wenn wir noch ansitzen wollten, dann mußten wir uns sputen: Um 16.00 Uhr würde es schon dämmern. Auf dem ersten Querweg wartete ich. 15 Minuten, 30 Minuten! Hier stimmte doch etwas nicht! Wenden, wieder den gleichen Weg zurück. Diesmal ging es leichter, da bereits Spur gefahren war.

Wieder oben am Waldrand, kam mir Günter schon in der Autospur entgegen. Trotz winterlicher Kälte hielt er seinen Hut in der Hand, die verschwitzten Haare hingen in Strähnen ins Gesicht. Dreimal rein in den Wald, dreimal raus! Und im freien Feld war alles verweht! Wo waren die drei Hirsche nun hingezogen?

Zu allem Überfluß begann jetzt auch der Wind wieder stärker zu wehen. Kleine Schneefähnchen kräuselten sich in seltsamen Schlangenbewegungen über die große weisse Fläche, begannen alles zu egalisieren und füllten ganz allmählich die Radspuren des Kadetts.

„Die Hirsche sind bestimmt runter in Wolfgangs Revier!" war Günters Meinung. „Wir müssen den unteren Querweg, den der Schneepflug geschoben hat, abfährten.

Dort ist bestimmt noch etwas in den Schneewällen rechts und links zu erkennen!" Mühsam wenden und langsam den gleichen Weg wieder zurück. Der Kadett hatte sich bis jetzt tapfer gehalten, und auch Günter zollte ihm Anerkennung: „Fast wie mein Käfer!"

Ganz allmählich lief uns jetzt die Zeit davon. Ein bißchen Dämmerung war schon zu ahnen, als Günter die glorreiche Idee in das richtige Leben warf: „Wir nehmen eine Abkürzung!"

Ich wußte, daß hier ein befestigter Weg vom Waldrand zum unteren Querweg führte und verließ mich auf Günter, der ja sein Revier kennen mußte, was die Qualität seiner Wege anbelangte.

„Hier müssen wir rechts ab! Immer rechts vom Zaun halten! Zwischen Weg und Zaun verläuft ein Graben, ansonsten geht es nur geradeaus und bergab. Gib Gas!" Und ich gab Gas! Der Kadett zog unbeirrt seine Spur durch den Tiefschnee.

Jetzt mußte ich die Scheibenwischer einschalten: Die Schneemassen schoben sich über die Motorhaube und die Winschutzscheibe. Zeitweise war „Blindflug" angesagt! Ein kleiner Küppel noch, dann war schon der untere Querweg zu sehen. In der anschließenden Mulde wurde der Schnee immer tiefer, der Kadett schob sich auf und wurde immer langsamer. „Gasgeben! Sonst bleiben wir hängen!" kam Günters gutgemeinter, aber etwas verspäteter Rat. Der Wagen kroch jetzt nur noch, der Motor heulte auf, die Antriebsräder drehten durch. Sie hingen beide in der Luft: Der Kadett saß bombenfest der ganzen Länge nach auf! Den Querweg zum Greifen nahe: Knapp 30 Meter wären es noch gewesen, und er war schneefrei geschoben!

Motor aus – Totenstille! Nur der Gestank der heißen Kupplung zog wie zum Hohn durch das geöffnete Seiten-

16

fenster. Noch Herr der Lage und völlig „undercoolt" kam meine Aufforderung: „Aussteigen, nachschauen, und dann geht's weiter!"

Allein das Öffnen der Türen war schon ein Kraftakt. Wir hatten uns regelrecht in den Pulverschnee hineingefräst und hingen hoffnungslos fest. Der Wagen saß in der Mitte auf, und alle vier Räder hatten nun keinen Bodenkontakt mehr. Auch die Dämmerung hatte uns jetzt eingeholt; es wurde grau und grauer!

Der Wind war erwachsen geworden und blies immer kräftiger, mehr oder weniger große Schneefahnen vor sich hertreibend. Wir hatten die Türen offen stehen lassen und uns nur um die freihängenden Räder und die erstaunlichen Schneemengen gekümmert, was sich als Fehler erweisen sollte!

Der „weise Ratschluß" lautete: Schneeketten aufziehen und den Schnee unter dem Auto herausschaufeln! Jetzt war mir auch klar, warum die Schaufel rein vorsorglich dabei war! Günter hatte es wohl geahnt. Im Kofferraum lagen die Schneeketten griffbereit, und los ging es! Wer schon mal bei Minustemperaturen und mit nassen Fingern Ketten aufgelegt hat, kann mir jetzt sicherlich nachfühlen. Im Rücken immer diesen verd... Wind, schon fast zum Schneesturm geworden. Trotz Kälte begann der Schweiß zu rinnen. Ein kurzer Blick zu Günter zeigte das gleiche Bild: verbissener Blick und erste Schweißperlen auf der Stirn. Bereits der störenden Dienstmütze entledigt, versuchte er, den zusammengedrückten Schnee unter dem Auto hervorzuschaufeln. Ein mühsames Unterfangen!

Zeitgefühl hatten wir bald keines mehr, aber irgendwann waren wir soweit. Die Ketten prangten auf den Hinterrädern, und ein Teil des Wagens war freigeschaufelt. Erst jetzt gönnten wir dem Vorderteil unseres Autos wieder die notwendige Aufmerksamkeit. Die Motorhaube war völlig im Schnee verschwunden, und der Innenraum war neu gestaltet: 10 Zentimeter hohe, weiße Pracht auf Sitzen und Armaturenbrett. Der liebe Gott mußte mindestens zwei Minuten weghören, so grauenhaft waren unsere Flüche! Nur, der Schnee löste sich dadurch nicht auf! Im Kofferraum fand sich ein Handfeger, der jetzt gute Dienste leistete.

Der eisige Wind stand völlig im Gegensatz zu unseren dampfenden Körpern. Wie Zwiebeln hatten wir uns Schale um Schale entledigt, das Hemd hing aus der Hose, und unsere Ohren glichen hellroter Leuchtreklame. Längst hatten wir jede Unterhaltung eingestellt und arbeiteten verbissen, entgegen allem Beamtendasein.

Tiefe Dunkelheit hatte einen gnädigen Schleier über unser unseliges Tun gelegt. Im Innersten fluchten wir aber weiter vor uns hin: „Verdammte Langohren! Verfluchte Jagdpassion!"

Die Lichter eines Autoscheinwerfers erschienen auf dem unteren Querweg durch den Schneesturm gedämpft und diffus. Das Fahrzeug kämpfte sich durch den Neuschnee auf dem altgeräumten Weg, kam langsam näher, wie ein gnädiger Wink „Dianas"!

Das schien unsere Chance zu sein. Schnell runter zum Weg, das Auto anhalten! Von wegen „schnell"! Bis zur Hüfte wateten wir im Tiefschnee der Verwehungen, blieben außer Puste stecken und schauten den roten Rücklichtern hinterher, die sich langsam entfernten. Erstaunlich, wie lange man Nebelschlußleuchten erkennen kann!

In hilflosem Zorn stapften wir zurück zum Auto. „Komm, wir probieren es einfach mal!" war mein etwas hilfloser Vorschlag; vielleicht einfach nur, um Aktionismus zu zeigen. Günter wollte schieben, während ich mich hinter das Steuer klemmte. Mit heißem, verschwitzten

Rücken auf den nassen und eiskalten Sitz! Welch' herrliche Gefühle! Da werden wir nachher aber viel „Medizin" benötigen!

Aber jetzt zählte nur ein Ziel: den unteren Querweg erreichen. Was war da alle Weltpolitik gegen unseren Querweg!

Willig sprang der Motor an. Zweiter Gang, langsam Kupplung kommen lassen, Gas geben! Nichts rührte sich! Etwas mehr Kupplung, etwas mehr Gas – nichts! Jetzt viel Gas, bei schleifender Kupplung. Penetranter Gestank suchte sich den Weg unter dem Auto hervor, biß in die Nase! „Schieb!" brüllte ich aus dem halboffenen Fenster. „Was meinst du, was ich die ganze Zeit mache!" kam es von draußen zurück.

Da, ein Ruck, noch einer. Das Auto bewegte sich! Hurra! Die Schneeketten griffen, und langsam wühlte sich der Kadett vorwärts. „Brav, mein Auto, brav!" war die leise Zwiesprache mit dem Haufen „lebendigen" Blechs. Über die Motorhaube schob sich eine dicke Matte von Schnee, kroch langsam über die Frontscheibe und erstickte die segensreiche Tätigkeit der Scheibenwischer im Ansatz. Gasgeben und Blindflug war jetzt die Devise! Lenken war sowieso unmöglich! Ein Ruck ging durch den Wagen, wie bei einem altersschwachen Fahrstuhl, nämlich abwärts! Der Motor heulte auf, die kettenbewehrten Hinterräder drehten durch und „rien ne va plus", nichts ging mehr! Aufgesessen, abgesackt und durchgedreht! Zu allem Überfluß ging die Tür in der tiefen Schneewehe auch nicht mehr auf, und ich mußte durch das Fenster aussteigen. Kopfüber versteht sich, aber jetzt war ja auch schon alles egal.

Günter stand ausgepumpt hinter dem Wagen, er war eben nicht „Herkules"! Leise schimpfte er vor sich hin, es klang wie: „Scheiß Hirsche! Scheiß Abkürzung!" Ich hatte gehofft, daß wir zwanzig Meter zurückgelegt hätten. Aber es waren nur ganze fünf Meter, und die Entfernung zum Querweg erschien mir weiter denn je.

Jede Sekunde ohne Bewegung wurde als schmerzhaft und gesundheitsabträglich empfunden; also wieder die Schaufel in die Hand nehmen, weitermachen!

Wieder quälte sich ein Lichtschein durch das dichte Schneetreiben. Diesmal reagierten wir schneller, rannten und schoben uns bis zum Weg, erreichten ihn kurz vor dem herannahenden Auto. Ein Gogo-Mobil, hinter dessen Steuer ein älterer Herr saß, der seinem Gesicht nach an einen Raubüberfall glaubte. Nun entspannten sich seine Züge, er hatte meinen Kollegen erkannt, kurbelte das Fenster herunter und erwartete uns. Unschwer war unsere Lage an unserem Äußeren zu erkennen. Kurz erklärten wir ihm alles, und er war bereit, seinen Traktor zu holen, um uns herauszuziehen. Es würde nur sicherlich eine gute halbe Stunde dauern.

Unter großem Getöse verschwand das Gogo-Mobil im Schneegestöber. Kälteschauer überliefen den Rücken und erinnerten an unsere ursprüngliche Arbeit: Schneeräumen! Verbissen schaufelten und kratzen wir. Hände, Füße, der ganze Körper: alles im vollen Einsatz! Endlich der erste Erfolg! Der Schnee unter dem Auto war bis auf wenige Reste herausgeschaufelt, die Räder hatten wieder Grund. Von dem versprochenen Traktor war weit und breit nichts zu sehen und zu hören.

Wir wollten jetzt doch noch einen Versuch der „Selbstbefreiung" wagen. Unsere Strategie hieß: Schwung holen und mit aller Macht durch! Also, erst einmal ein Stück rückwärts fahren, wenn's geht.

Es ging! – Wenige Meter Spielraum waren geschaffen. Nur nicht wieder festfahren und aufsitzen! Mit Vollgas wollte ich den Durchbruch bis zum Querweg schaffen.

Mußte ich schaffen! Gang rein, Vollgas und los! Die Räder mit den Schneeketten griffen in den Untergrund und schleuderten Unmengen Schnee und herausgerissenes Gras nach hinten. Günter, wieder mit aller Kraft schiebend, bekam alles ins Gesicht und auf die Brust. Vor Schreck wollte er ausweichen und fiel hinterrücks in den Tiefschnee, alle „viere" von sich gestreckt. Aber der Kadett wühlte sich vorwärts.

Mal querstehend, mal zitternd, fast anhaltend, mal rutschend! Die Kupplung qualmte und stank erneut, die Hinterräder produzierten Dampfwolken, aber beständig kam der ersehnte Querweg näher. Hoffentlich schafften wir den harten Schneewall, den der Schneepflug hinterlassen hatte.

Fast trat ich das Gaspedal durch das Bodenblech, aber mehr kam nicht! Jetzt nur noch den besagten Schneewall, dann war ich durch. Schabende Geräusche am Bodenblech, wieder saß der Wagen auf. Die Ketten griffen noch einmal in den hartgefrorenen Schnee, schoben den Kadett ruckartig vorwärts. Geschafft, wir waren durch!

Ohne den Widerstand der Schneewehen schoß das Auto jetzt vorwärts und wäre mir beinahe auf der anderen Wegseite wieder in den Tiefschnee hineingefahren. Vollbremsung, Handbremse, durchatmen!

Die „Abkürzung" war „geglückt", die „Hirschjagd" beendet! Keuchend kam Günter in den Furchen des Wagens angestolpert, den Schnee aus Gesicht und Hemd klopfend. Naß wie die Katzen, hochrote Köpfe, aber froh, es doch noch ohne fremde Hilfe gepackt zu haben, sammelten wir unsere „sieben Sachen" ein. Jetzt merkten wir die aufsteigende Kälte! Eile war geboten: wir brauchten rasch mindestens neue Kleidung und „Medizin"! Die Autoheizung auf vollen Touren, noch einen Umweg zum Traktorbesitzer einlegend, ging es auf dem kürzesten Weg zurück zum Forsthaus. Unsere Damen empfingen uns in der Erwartung eines erlegten Hirsches mit gespannten Blicken, die in schadenfrohes Grinsen überging, als sie von unserem Hang zu Abkürzungen erfuhren.

Ihre „medizinische Versorgung" in Form von steifem Grog, Bier und einigen Weinbränden ließ keine Wünsche offen, aber wir waren nicht mehr so ganz sicher, ob der Weihnachtsmann auch auf die Jagd ging!

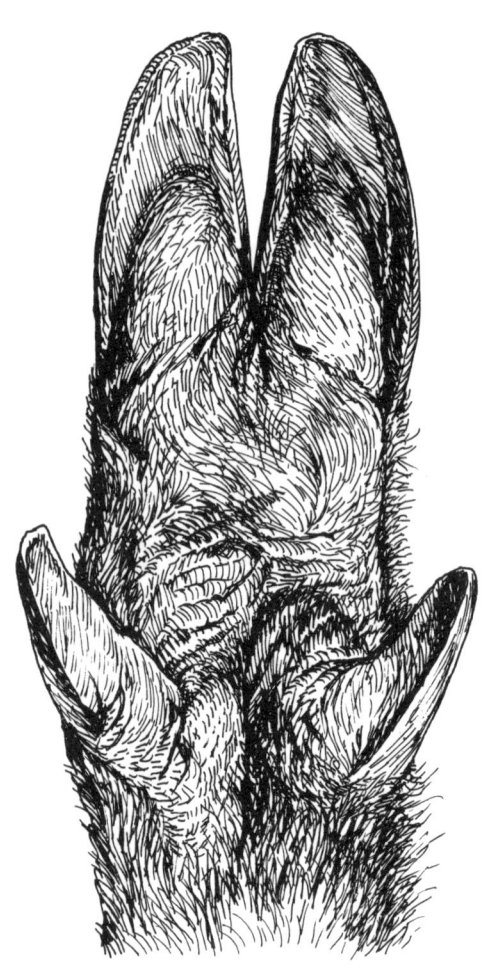

Eine Keilerfährte, Tiefschnee und immer zu spät!

oder

Man(n) gönnt sich ja sonst nichts!

So beginnen eigentlich Märchen: „Es war einmal ein Winter im Jahre 19... – ich weiß nicht mehr mit viel Schnee!" So viel Schnee, daß unsere Waldarbeiter schon seit einiger Zeit stempelten, die Holzabfuhr eingestellt war und ein seliger Friede über den Revieren lag.

Selbst die „Langstrecken-Rentner", die sonst alle heimlichen Ecken abwanderten, waren im Tiefschnee zum Erliegen gekommen. Der Schreibtisch war geputzt, die Akten sortiert, die Holzlisten abgehakt, kurz: Man suchte nach neuen Betätigungsfeldern.

Saujagden waren auch aufgrund der Schneehöhen eingestellt worden. Zum einen kam man ja nicht mehr in den Wald, zum anderen verbot uns unsere edle Jagdmoral den Schwarzkitteln nachzustellen, wenn sie keinerlei Chancen hatten.

Wieder war es die „moderne Technik", die unsere „edle Moral" etwas aufweichte. Günter rief an, er habe einige Waldwege vom Schneepflug schieben lassen und sei dabei auf eine mächtig starke Saufährte gestoßen. Schrittlänge und Trittsiegel ließen wohl auf einen Keiler, sicherlich ein Hauptschwein, schließen. Er legte mir nahe, Lust zu haben, die starke Fährte auszugehen. Der Gedanke war mächtig reizvoll, die Kondition gut, und Lust hatte ich außerdem. Meine Frau brauchte nicht lange überredet zu werden, und so befanden wir uns bald auf dem Weg ins Heubacher Forsthaus, bepackt mit Ersatzkleidung, einer

Flasche Weinbrand, etwas Kuchen und, Vorsicht ist ja bekanntlich die Mutter der Porzellankiste, auch unseren Schlafanzügen.

Mittwochmorgen, 10.00 Uhr, 1. Akt ! – Mit dem Käfer des Freundes ging es raus ins Revier. Selbst geschobene Waldwege können noch eine beträchtliche Schneehöhe aufweisen, und das Durchkommen war eine mühsame Angelegenheit. Nirgends eine frische Saufährte zu sehen! Ganz besonders Sauen gehen bei diesen Witterungsverhältnissen sehr sorgsam mit ihren Kräften um und vermeiden jedes unnötige Umherziehen. So glaubten wir jedenfalls.

Es half alles nichts, wir mußten auf einer Fährte vom Vortage beginnen, um irgendwann Anschluß zu bekommen. Die alte Fährte fanden wir bald. Es war tatsächlich ein beeindruckendes Trittsiegel – und welche Schrittlänge! Im Geiste sahen wir das Hauptschwein schon liegen, von einer Rückemaschine mit Seilwinde herausgezogen, die magische 100-Kilogramm-Grenze ganz locker überschreitend.

Der Käfer blieb einfach auf dem Weg stehen (hier hatte sowieso niemand etwas verloren), und guten Mutes schritten wir zur Tat. Wie tief der Schnee wirklich war, merkten wir erst jetzt.

Nach den ersten Schritten versanken wir bis zu den Oberschenkeln im lockeren Weiß. Bein herausziehen, nach vorne schwingen, einsinken lassen! Jetzt das andere Bein! Lachen und dumme Blödeleien begleiteten die ersten Meter, aber schon ahnend, auf was wir uns eingelassen hatten. Der deutlich sichtbaren Saufährte war leicht zu folgen. Unsere Schrittlänge war bei allen Bemühungen erheblich kürzer, als die der Sau. Auch hatte sie trotz der Schneehöhe kaum eine Wanne gezogen! Welch ein Basse mußte dort unterwegs gewesen sein!

24

Die Fährte ging beständig bergab, und das Ausgehen war relativ einfach. Nur dieses Hochheben der Beine war ungewohnt, die Stiefel bereits voller Schnee und die Hose von kleinen gefrorenen Eiskugeln übersät. Nun hatte der Keiler einen kleinen Schwenk nach rechts gemacht und zog parallel zum Hang. Ein tiefer Graben durchzog den Hang von oben nach unten, von der Sau scheinbar mühelos bezwungen, für uns fast unüberwindlich.

Gegenseitig Halt versprechend, versuchte ich als erster den Graben zu bezwingen. Günter hielt mich noch an der Hand fest, aber ich rutschte mitsamt dem weichen Untergrund des Grabens unaufhaltsam in die Tiefe. Die dargebotenen Hand als einziger Haltepunkt wurde krampfhaft festgehalten, und so landeten wir beide gemeinsam kopfüber im tiefsten Punkt des Grabens. Zu allem Überfluß führte er auch noch erhebliche Wassermengen unter dem Schnee, deren Höhe unschwer an unseren Hosen zu erkennen war. Zum Schimpfen blieb uns keine Zeit, da wir diese „Untiefen" so schnell wie möglich wieder verlassen wollten. – Aber wie?

Was bei unserem Keiler so locker und leicht aussah, war in Wirklichkeit ein äußerst schwieriges Unterfangen. Bei jedem Versuch, die Grabenwand zu erklimmen, rutschten wir mitsamt Schnee und Schlamm in die Tiefe zurück. Nach mehreren Anläufen blieb uns nichts anderes übrig, als in der feuchten Grabensohle ein Stück bergab zu rutschen, um dort einen etwas erfolgversprechenderen Ausstieg zu wagen.

Naß, schmutzig und verschwitzt suchten wir auf der anderen Grabenseite die Keilerfährte, die jetzt nicht mehr in so hellem Glanz erschien. Aber nach dem Motto „Keilerwege sind unergründlich" folgten wir der Fährte, die jetzt wieder unbeirrt steil bergan ging, kaum 50 Meter vom Abstieg entfernt.

Wenige Meter vor dem geschobenen Waldweg (der Käfer stand immer noch an derselben Stelle), in guter Deckung, hatte der Keiler einen Linksschwenk absolviert und war in geringer Entfernung parallel zum Weg gezogen. Saubiest! Mit hochroten Köpfen, die Haare schweißverklebt, die Forstmützen in der Hand haltend, standen wir da. Längst waren alle Knöpfe der Jacke offen, um unseren dampfenden Körpern und schweißdurchtränkten Hemden Luft zu gönnen. Die Hosen begannen steifzufrieren, als wir uns verschnaufend gegenüberstanden.

Unsere anfänglichen Frotzeleien waren ebenfalls eingefroren, und dieser Keiler wurde zum persönlichen „Feind" erklärt. Er hatte zwar eine Schlacht gewonnen, aber nicht den Krieg! „Was machen wir eigentlich, wenn 'Er' vor uns steht", war meine zaghafte Frage?

„Schießen, egal wie – aber verdammt schnell", kam Günters weiser Rat als Antwort. Aber um etwas von „Ihm" zu sehen, mußten wir uns wieder bewegen! „Er" würde uns bestimmt nicht auf der eigenen Fährte entgegenkommen!

Wortlos stapften wir im Tiefschnee weiter, mal bergauf, mal bergab, mal ein Stück zurück, mal durch einen Wassergraben, aber immer hinterließ er, wie zum Hohn, eine überdeutliche Spur. Unsere Beine waren mittlerweile zentnerschwer geworden, unser Durst unerträglich (wir hatten Getränke vergessen), und wir hatten keinen trockenen Faden mehr am Leib. Nur unser gemeinsames „Feindbild" hielt uns aufrecht, schob uns vorwärts. Eine kleine Verschnaufpause wurde eingelegt und ein Orientierungsblick in die Runde geworfen. Diesmal sahen wir den Käfer aus einem anderen Blickwinkel, etwas mehr von hinten! – Der Watz hatte uns hinterhältigerweise in einem großen Bogen fast wieder an unseren Ausgangspunkt zurückgeführt. Endlich durchschauten wir die

„Zermürbungstaktik" unseres Widersachers; er wollte uns demoralisieren und konditionell auslaugen!

Genau das Gegenteil war der Fall! Er sollte ja schließlich in der richtigen Scheune hängen, egal, wer von uns beiden „Ihn" erlegen konnte. Die Erkenntnis, daß, wenn er so weiter zog, nur eine kleine Dickung zum Einschieben in Frage kam, wirkte wie ein Adrenalinstoß! Alte Keiler nehmen sehr gerne kleine Dickungen an, manchmal nur ein paar unterständige Fichten – redeten wir uns ein!

Tatsächlich – die Fährte ging wieder mal bergab und zielstrebig in Richtung dieser besagten kleinen Dickung. Jetzt wurde es spannend! Herzklopfen, kurz vor Ende des 1. Aktes!

Wir wagten kaum zu sprechen und verständigten uns durch Handzeichen. Die Büchse am „langen Arm" umschlug ich die etwa ein halbes Hektar große Douglasiendickung und postierte mich.

Günter hatte „Heimrecht" und durfte als erster die Fährte ausgehen bis zum Kessel, um dort den aufstehenden Bassen zu strecken. Sollte das mißlingen, kam der Watz sicherlich bei mir, um hier zu fallen! Zäh vergingen Minuten. Vergessen waren Kälte, Nässe, Durst und Wadenschmerzen! Totenstille um uns herum!

Da, ein Schrei! Kämpfte Günter mit dem Keiler? Aber es klang wie „komm her" und wie volkstümlich für „Stuhlgang"!

Meinte er mich oder den Keiler? Nach einigen Wiederholungen war mir klar, daß er mich meinte. Also, wieder zurück zur Fährte und dieser folgen. Nach wenigen Metern in der schon dämmrigen Dickung sah ich Günter im Schnee knien. Vor sich einen Kessel, groß wie eine Baugrube! Günter zeigte auf den Kessel, der bereits durchgefroren und vereist war.

„Wir Deppen!" murmelte er leise. Der Watz hatte doch 24 Stunden Vorsprung, wir wollten doch erst mal Anschluß bekommen! Betreten schauten wir uns um, vielleicht sah uns ja jemand zu. Die Chance, daß sich unser Keiler totlachte, stieg von Stunde zu Stunde. Resigniert beschlossen wir, für heute Schluß zu machen. – „Aber wir kommen morgen wieder!"

Erbarmungslos fraßen sich jetzt auch die unterdrückten menschlichen Gefühle in unsere Körper. Wir froren erbärmlich, und zum Durst hatte sich auch noch ein unbändiges Hungergefühl gesellt.

Ausgerechnet am untersten Teil des langgezogenen Hanges mußte der 1. Akt enden. Der Aufstieg zum Auto wurde ohne Adrenalinstoß zum Schweigemarsch, die Beine waren kaum zu spüren. Statt „Lorbeerkranz" nur mit „Ruhm bekleckert"!

Im Forsthaus angekommen, erkannten unsere Frauen sofort, daß ihre Krankenschwesterinstinkte gefragt waren. Nach einem heißen Bad und einer guten Mahlzeit kehrten die Lebensgeister zurück. Nur der Durst blieb noch eine Weile! Der Einfachheit halber übernachteten wir gleich im Heubacher Forsthaus (Autofahren konnte eh niemand mehr), um früh auf den Läufen zu sein. Morgen zeigen wir es „Ihm"!

Donnerstagmorgen, 8.00 Uhr, 2. Akt. – Der nächste Morgen barg dann doch ein paar Geheimnisse. Woher kamen die Kopfschmerzen, das flaue Gefühl im Magen und die steifen Knochen?

Die Erinnerung an den Vortag löste das Rätsel, und unsere Vorsätze nahmen wieder Gestalt an. Als es hell wurde, standen wir „gestiefelt und gespornt" und mit hohen inneren Werten versehen auf dem Hof. Heute müßten wir eigentlich frische Fährten finden. Aber auf allen geschobenen Wegen war null! Noch nicht einmal Rehwild war gezogen! Nach dem Motto „Gutes(r) Rad(t) ist teuer" hielten wir Kriegsrat. Wir wollten einfach in das Gelände von gestern einsteigen und würden den Unterschied zwischen neuen und alten Fährten schon herausfinden. Gesagt, getan!

Ein zweifelhaftes Vergnügen, was wir uns da angetan hatten. Teilweise bis zum Bauch schoben wir uns, selbst zwei alten Keilern gleich, durch den Tiefschnee. Endlich fanden wir die gesuchte Fährte. Alt! – Weitersuchen!

Jetzt stießen wir alle paar Meter auf die Trittsiegel des Bassen, einmal hin, einmal her. Alle sahen irgendwie frisch aus! – Oder doch nicht?

Für eine Fährte mußten wir uns entscheiden, und so bekamen wir endlich Richtung. Bergauf, bergab! Das gleiche Spiel wie am Vortage! Der Keiler wußte bestimmt, daß wir hinter ihm her waren.

Die Mittagszeit nahte, und wir waren noch keinen Meter näher an unserem Watz als gestern. Völlig durchnäßt und hungrig brachen wir die Sache ab, um uns erst mal im Forsthaus zu stärken. Trockenlegen, essen und etwas trinken, und neuer „Finderwille" keimte in uns auf.

Frisch gestärkt und davon überzeugt, heute „Seiner" habhaft zu werden, ging es gegen 14.00 Uhr wieder zur Fährte. Sie sah wirklich frisch aus und ließ uns bald unsere müden Knochen vergessen. Endlich nahm die Fährte eine Dickung an. Steckte „Er" hier? Wir würden es herausfinden!

Diesmal durfte ich mein Glück probieren und die Fährte in die Laubholz-Dickung ausgehen. Ich gab Günter 10 Minuten Vorsprung, um auf die andere Seite zu kommen und sich dort vorzustellen.

Dann war es soweit. Gebückt folgte ich der Fährte in die verschneite Dickung. Junge, schlanke Buchen hatten sich unter der Last des Schnees heruntergebogen, luden wie Torbögen zum Hindurchkriechen ein, um dann hinterhältig ihre weiße Last abzuwerfen, immer in den ungeschützten Nacken. Die alte Repetierbüchse, 8 x 57 IS, am „langen Arm", das Zielfernrohr längst in der Jackentasche verstaut, versuchte ich möglichst geräuschlos vorwärtszukommen.

In gebückter Haltung, voller Anspannung, rechnete ich jeden Moment mit dem aufstehenden Bassen. Nur wenige Meter der Fährte waren einsehbar. Totenstille herrschte.

Eine Ladung Schnee rutschte polternd von einer Buche, traf mich in den Rücken und warf mich mitsamt der Waffe in den Schnee. Gut, daß die Mündung mit Paketband zugeklebt war, es hätte einen längeren „Wartungsaufenthalt" gegeben.

Längst hatte ich die Orientierung in der Dickung verloren, folgte aber unbeirrt der Fährte. Sie führte hin und her, immer wieder bergauf, dann bergab, nirgends ein Kessel. Das Gefühl für die Zeit hatte ich auch schon lange nicht mehr. Ich mußte sicherlich schon Stunden in der Dickung zubringen. Daß sie an das Feld angrenzte, merkte ich erst, als ich fast draußen stand. Direkt an der Wald-Feld-Grenze verließ die Fährte den Jungwuchs und führte dann in einen Buchenaltholzbestand mit unzähligen Verjüngungshorsten. Jede dieser „Minidickungen" konnte dem Keiler als „Heimstatt" dienen.

Der Rücken schmerzte, die Oberschenkel waren nicht mehr zu spüren vom gebückten Gehen. Wo war Günter? Weit und breit nichts zu sehen! Also blieb mir nichts anderes übrig, als die sicherlich mehrere Hektar große Dikkung zu umrunden.

Nach ca. 100 Metern, bergauf natürlich, sah ich meinen Freund stehen. Das heißt, er hüpfte von einem Bein auf das andere, um ein bißchen die Durchblutung zu fördern. Er fror erbärmlich, im Gegensatz zu mir, der in sei-

30

ner dampfenden Kleidung steckte. An Frost erinnerten nur die Eiszapfen in meinem Vollbart.

Ich versuchte mich nun lautlos bemerkbar zu machen, um Günter zu mir herunterzulocken.

Rumpelstilzchen war eine Salzsäule gegen mich bei meinen Versuchen, die Aufmerksamkeit des Freundes auf mich zu lenken. Er starrte unentwegt in die Dickung hinein, als wolle er ihr irgendein Geheimnis entlocken. Dabei war das „Geheimnis" schon längst in eine andere Dickung gezogen und hatte wahrscheinlich Bauchschmerzen vor Lachen.

Endlich war das schier Unmögliche gelungen: Günter war bei mir angelangt und sah mich mit fragenden Augen an. Schnell erklärte ich ihm, daß der Watz genau am Feldrand die Dickung verlassen hatte, als er auch schon zu fluchen anfing. Er hatte die ganze Dickung umschlagen, bis auf die letzten zwanzig Meter am Feldrand, in der Gewißheit, daß die Sau dort nicht rausgehen würde. Denkste! Und das bringen die Sauen immer so – „Mistviecher", aber das macht sie ja so reizvoll!

Die Entscheidung, weiter nachgehen oder nachgeben wurde uns von der zunehmenden Dämmerung abgenommen. Für heute war „Er" ein weiteres mal Sieger geblieben, aber das Wetter war auf unserer Seite. Morgen würde sein letztes Stündlein geschlagen haben.

Der Körper war müde und zerschlagen, aber der Geist war wach. Bis weit nach Mitternacht saßen wir zusammen, erzählten Jagdepisoden und bewegten die große Weltpolitik. So schloß sich dann eine weitere Übernachtung im Heubacher Forsthaus an, um am nächsten Morgen gleich am Ort der Tat zu sein.

Freitagmorgen, 9.00 Uhr, 3. und letzter Akt. – Wenig ausgeschlafen, aber nach einem guten Frühstück immerhin gestärkt, fanden wir uns bald an der „Abbruchstelle" von gestern wieder. Am Feldrand nahmen wir beide mit „tiefer Nase" die Fährte auf. Der verdammte Muskelkater vom Tiefschneewaten bremste unser Vorankommen doch erheblich.

Nach ungefähr 100 Metern führten die Trittsiegel in einen kleinen Buchenverjüngungshorst von ca. 50 Quadratmetern Größe, als Dickung gar nicht ernstzunehmen. Am Rande dieses Horstes angekommen, sahen wir einen schwarzen Fleck, kaum fünf Meter vom Rand entfernt. Wir reagierten beide gleich schnell: Den „Püster" von der Schulter reißend, waren wir auch schon im Anschlag, unverwandt diesen schwarzen Klumpen fixierend. Nichts rührte sich! Langsam schoben wir uns näher heran, um dann entspannt auszuatmen: Wir hatten den Kessel von gestern entdeckt! Hätten wir gestern nur noch ein bißchen weiter gemacht, dann ...! Warum hatte „Er" sich nicht totgelacht, er mußte uns doch beobachtet haben? Nur gut, daß wir keine Zuschauer für unsere dummen Gesichter hatten!

Die erlittene Schmach gab uns wieder ungeahnte Kräfte, und wir folgten der nun gar nicht mehr so glänzenden Fährte mit großen Schritten. Als sich die Sau aber wieder bergauf wandte und über Freiflächen mit bauchhohem Schnee zog, sank unsere Stimmung auf null. Unsere Schrittlänge wurde umgetauft in „Schrittkürze". Die Haare hingen schweißverklebt in Strähnen ins Gesicht (die Forsthüte trugen wir schon einige Zeit in der Hand), die aufgeknöpfte Kleidung sonderte Körperdampf und -duft ab, der (Nach-)Durst war riesengroß.

„Wenn der so weiterzieht, haut er uns noch ab ins Bayerische", war Günters Meinung. Mich beschäftigte derweil ein ganz anderer Punkt: Was frißt so ein „Riesenwatz" eigentlich? Wir waren jetzt schon den dritten Tag hinter ihm her, und er hatte nirgends Nahrung aufgenommen –

ganz im Gegensatz zu uns! Die Angst mit dem Bayerischen war unbegründet: Kurz vor der Landesgrenze hatte er abgedreht und war den ganzen Hang wieder hinuntergestiegen. In vielen Bögen versteht sich, hatte noch diese und jene Dickung durchzogen und näherte sich beständig dem Feldrand.

Wir waren überzeugt, daß er nicht in das Feld ausgewechselt war, denn dort gab es weit und breit keinen (Staats-)Wald. – Erstens kommt es anders, zweitens als man denkt!

In einem galanten Bogen hatte er noch eine Fichtendickung „mitgenommen", um uns noch einmal auf die Knie zu zwingen und war dann schnurgerade auf das Feld hinausgewechselt. Mit dem Fernglas konnten wir seine immensen Trittsiegel noch weit in die Flur verfolgen ... Feindesland!

Hoffentlich wußte er auch, wo er hin wollte! Wie zum Spott hatte er sich kurz vor Verlassen des Waldes noch einmal auf der Fährte gelöst. Ein „Riesenhaufen"! Das haben wir „Ihm" persönlich krumm genommen, und wir würden es ihm heimzahlen, sollte er zurückkommen.

Er kam nicht zurück! – Wir standen einen Moment und schauten ein wenig wehmütig hinter der Keilerfährte her. Drei Tage Substanz geopfert, ohne dem Bassen auch nur einmal gefährlich nahe gekommen zu sein, immer zu spät! Wo er doch in der richtigen Scheune hängen sollte!

Wir grinsten uns an, machten uns auf den beschwerlichen Heimweg und dachten beide das gleiche: „Man(n) gönnt sich ja sonst nichts!"

Der Schäfer in der „Sau-Herde"

oder

Erstens kommt es anders –
zweitens als man denkt!

Im September 1975 betrat ich das erstemal ungarischen Boden zum Zwecke der Jagdausübung. Vom Finanziellen her eine Art „Last-Minute"-Reise! Einen guten Eissprossenzehner schoß ich auf 40 Meter gekonnt vorbei, erlegte dafür aber einen schwachen Abschußbock auf gut 250 Meter in einem Lavendelfeld. Lernte in allen Lagen und zu jeder Tageszeit Wein trinken, Wallnüsse knacken, Land und Leute und deren sprichwörtliche Gastfreundschaft kennen, dazu das „Vollblutweib" Maria, die leider schon in festen Händen war, und nicht zuletzt auch gut betuchte deutsche Jäger, die hauptsächlich wohl wegen des Brunftbetriebs (im erweiterten Sinne!) nach Ungarn reisten.

Soweit die Vorgeschichte, die eigenlich keine Bedeutung gehabt hätte, wenn nicht meine Repetierbüchse 8 x 57 IS mit einem Hensold-Zielfernrohr älterer Bauart, auf einer Suhler Einhakmontage mit von der Partie gewesen wäre. Sie überstand den Flug von Frankfurt nach Budapest und zurück nach Düsseldorf im großen und ganzen, trotz des hauchdünnen Leinenfutterals und des auf der Waffe verbliebenen Zielfernrohres recht gut, bis auf eine Kleinigkeit, die ich erst bemerkte, als es schon fast zu spät war. Die Flügel der hinteren Einhaksicherung waren kräftig verbogen, ließen sich von Hand nicht mehr vor oder zurückschieben und gaben somit das Zielfernrohr nicht mehr frei. Alles kein Problem sagte ich mir, es gibt ja schließlich Büchsenmacher, und stellte die Waffe

35

zurück in den Waffenschrank. Bei jedem Einzelansitz wurde ich zwar an die anstehende Reparatur erinnert, aber der Geist ist willig ...

So war es Dezember geworden, die Rauschzeit in vollem Gange. Günter hatte im Neuschnee gekreist und im verpachteten Revierteil „Seifig" eine ganze Rotte Sauen in der Nähe der bayerischen Landesgrenze fest. Der Pächter dieses staatlichen Eigenjagdbezirkes war hoch erfreut darüber und blies zum Sammeln.

Um 14.00 Uhr trafen wir uns an der „Ziener Brücke", dicht oberhalb der Rhönautobahn. Den immer noch nicht instandgesetzten Repetierer hatte ich hoffnungsfroh über der Schulter hängen, als mir das Problem des verklemmten Zielfernrohres voll bewußt wurde. Auch kein Problem. Günter und ich waren ja schließlich Freunde, und da kann man schon einmal Wünsche nach einem bestimmten Standplatz äußern. Also schob ich mich vorsichtig in die Nähe von Günter, der entlang der Landesgrenze abstellen sollte, und raunte ihm zu, daß er mich bitte in einen Altholzbreich mit größeren Sicht- und Schußweiten plazieren möchte, da mein Zielfernrohr nicht von der Waffe abzunehmen war. „Alles klar, du gehst dann bis zum Schluß mit mir in das Buchenaltholz unterhalb der zu drückenden Dickung", war seine Entgegnung.

Das Anstellen ging rasch und leise vonstatten, während ich Günter mit langen Schritten durch das Buchenaltholz mit einer plätzeweisen Naturverjüngung folgte. Ein dritter Kollege, Wolfgang D., dessen Revier ich sieben Jahre später einmal übernehmen sollte, ging dicht hinter uns. Er bekam als erster seinen Standplatz zwischen den dicken Buchen zugewiesen. Danach war ich an der Reihe und erhielt einen maßgeschneiderten Stand mit reichlich Sicht- und Schußfeld in alle Richtungen. Hier war ich mit meinem Zielfernrohr genau richtig. Günter

36

lief noch einmal 50 Meter weiter und ging dort, mit guter Sichtverbindung, in Stellung.

Wie immer, wenn ich irgendwo einen Schützenstand bezog, sondierte ich das Gelände um mich herum. Schießbereiche wurden vor dem inneren Auge festgelegt, um jederzeit Sicherheit für sich und die anderen zu gewährleisten. Vor mir, in einer Entfernung von ca. 40 Metern lag der zu drückende Einstand. An ein Schießen in diese Richtung war auf keinen Fall zu denken. Auf ein Zeichen von Günter nahm ich das Jagdhorn an die Lippen und blies das Treiben an. Sofort wurden die Treiber in einiger Entfernung laut und begannen, die scheinbar recht dichte Fichtendickung, langsam durchzudrücken.

Hunde wurden laut, aber jedesmal erscholl der Ruf: „Achtung Rehwild!" – und die Spannung löste sich immer wieder. Im oberen Teil der Dickung schienen die Treiber schon lange durch zu sein, wogegen im unteren, also vor mir gelegenen Teil, ihre Flüche immer lauter wurden. „Verdammte Dörner!" kam es nun immer öfter aus dem Dunkel der Jungfichten. Ihre Rufe erschollen fast immer auf der gleichen Stelle und ich ahnte, daß hier alte Schwarzdornfelder ein Durchkommen unmöglich machten. Gleichzeitig begann meine Herzfrequenz mit dem Bewußtsein zu steigen, daß, wenn überhaupt Sauen in der Dickung waren, diese nur noch hier vor mir im Schwarzdorn stecken konnten.

Fieberhaft ging ich noch einmal schnell meine Schießmöglichkeiten durch, als das Drama auch schon seinen Lauf nahm. Geradewegs vor mir ergoß sich eine Lawine von Sauen aus der Dickung, genau auf mich zu. Groß, klein, mittel, scheinbar völlig ungeordnet, aber zielstrebig auf meinen Standplatz zu. An Schießen in Richtung Treiben war nicht zu denken. Das Gewehr war zwar an der Backe, aber der Fluch der bösen Tat hatte mich unabänderlich eingeholt. Die Sauen waren mittlerweile bis auf etwa zehn Meter an mich heran, teilten sich in zwei etwa gleich große Abteilungen von jeweils zehn bis zwölf Stück und fluteten rechts und links an mir vorbei.

Die Entfernungen betrugen weniger als fünf Meter Abstand zu nächsten Sau und nicht mehr als acht zur letzten. Im Zielfernrohr erkannte ich zwar braune und schwarze Flecken und Fetzen, aber ich fuchtelte nur mit dem Gewehr hin und her, um vielleicht doch irgendein Ziel etwas klarer erkennen zu können. Es krachte und prasselte um mich herum, aber in diesem Moment ging es mir wie einem Löwen in einer Zebraherde: Kein Individuum war mehr auszumachen; die Rettung der Wehrlosen.

Nicht ganz! Ein Überläufer hatte sich etwas aus dem Pulk gelöst, und versuchte, in einem kleinen Bogen zu entkommen. Hier hatte endlich das Zielfernrohr einen Halt gefunden, und ich konnte erkennen, auf welchen Körperteil der Sau sich mein kleiner Sichtausschnitt bezog. Draufbleiben, mitziehen (vorhalten sinnlos!), fliegen lassen! Der Überläufer rollierte wie ein Hase. Er überschlug sich, und nach wenigen Fluchtreflexen lag er still. Der ganze Spuk hatte nur Sekunden gedauert. Dafür beängstigend die Stille hinterher.

Das reale Bewußtsein kehrte zurück, und mit ihm ein Schütteln am ganzen Körper, leichtes Zähneklappern und feuerrote Ohren, bei einer Pulsfrequenz von 120! Ein „Angriff" in solch geschlossener Formation als Überlebensstrategie war mir bis dahin (und auch später) nicht vorgekommen. Heilfroh, alles überlebt und auch noch Erfolg in Gestalt eines Überläufers gehabt zu haben, beruhigte sich mein Körper zusehends, und das Jagdfieber (um solches mußte es sich hier gehandelt haben!) ebbte langsam ab.

Günter kam lachend von seinem Stand, der wohl der beste Tribünenplatz in diesem Akt gewesen sein mußte. „Weißt du, wie du ausgesehen hast? Wie ein großer, bärtiger Schäfer mitten in seiner Schafherde! Das waren ja mindestens 20 oder 25 Sauen, die da um dich herum geflüchtet sind!" Sein Lachen galt auch meinem Wunsch nach einem Stand für Weitschüsse. Erstens kommt es anders, zweitens als man denkt!

„Warum hast du nicht den dicken Watz am Ende der Rotte geschossen?" fragte er mich und deutete seine Grösse so etwa in Hüfthöhe an. – „Watz? Ich habe noch nicht einmal Sauen gesehen! Nur so eine braune, wuselnde Masse. Dazu der Mist mit meinem Zielfernrohr! Ich war wirklich chancenlos!"

„Na, na! So ganz chancenlos bist du ja doch nicht gewesen. Jedenfalls hast du sie gut genutzt. So habe ich noch keine Sau rollieren sehen wie deine! Aber zeig doch mal dein Zielfernrohr her. Was fehlt ihm denn?" galt seine Frage jetzt meinem Gewehr. Im Herüberreichen erklärte ich ihm von dem Mißgeschick auf dem Flugtransport der Waffe. Er schaute sich die Suhler Konstruktion von allen Seiten an, nahm seinen schweren Nicker aus der Hosentasche, schlug einmal kräftig mit dem unteren Ende des Messers gegen die verbogenen Schubriegel, und siehe da, mein Zielfernrohr ließ sich sang- und klanglos aus der Einhakmontage entnehmen. Mein Gesicht muß reichlich blöde ausgesehen haben, denn Günter konnte sich vor Lachen kaum halten. Da es ansteckend war, lachte ich aus vollem Halse mit. Alles wie im richtigen Leben! Und solche „Kleinigkeiten" wollten wir doch tunlichst unter uns Pfarrerstöchtern halten, denn die Welt lebt doch von viel wichtigeren Dingen, nicht wahr!

Schnell versorgte ich den Überläufer, den wir dann gemeinsam die lange Strecke zum Wirtschaftsweg zogen.

Immer wieder mußten wir abwechselnd lachen. Einmal wegen des Schäfers in seiner Herde, einmal wegen meiner technischen Schwierigkeiten mit der Einhakmontage.

Am Weg wurden wir schon sehnlichst von den anderen Schützen erwartet, die alle neugierig waren, ob nun etwas zur Strecke gekommen war oder nicht. Schnell machte die Geschichte vom bärtigen Hirten inmitten seiner Schaf- (Sau-)herde die Runde, genau so, wie die Sache mit meinem Zielfernrohr. Man verzieh mir, daß ich nur eine Sau (es war übrigens die einzige!) gestreckt hatte, bei einem Anlauf von über 20 Sauen! Das aber nur, weil sie alle nicht wußten, daß die Reparatur so leicht und schnell ausgeführt war.

Günter hatte dicht gehalten und mich nicht verraten. Es wäre sonst bestimmt ein kostspieliger Abend geworden. Nur, das ich einen dicken Watz, dessen Gewehre im Laufe des Abends noch gewaltig in die Medaillenränge hineinwuchsen, verpaßt haben sollte, das wurmte noch lange. Ich schwor mir, nie wieder solch eine Chance auszulassen. Leider bin ich bei Drückjagden auch nie wieder in die Verlegenheit gekommen, einen solchen Watz zu verpassen! Dafür kam es aber häufig eben doch anders, als man vorher dachte.

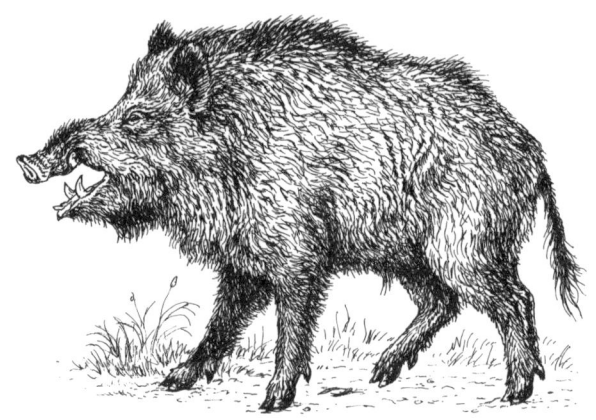

Saujagd mit Waldbau

oder

„Der Revierleiter veranlaßt alles Weitere!"

Im Laufe der verschiedenen Winter mußte immer wieder der Revierteil „Sparhof" mit seinen Höhenlagen um 600 Meter für Drückjagden auf Sauen herhalten.

Wenn in den tieferen Lagen noch kein oder bereits kein Schnee mehr lag, hatte der Sparhof immer eine weiße Haube und genügend Sauen aus dem angrenzenden Spessart, so daß es sich lohnte zu kreisen. Mit seinen 250 Hektar Größe war er überschaubar und relativ schnell mit dem Auto abzufährten. Waren Sauen eingewechselt, begann die Kleinarbeit „per pedes". Erfolg hatten wir fast immer! So auch an einem recht schönen und kalten Wintertag mit einer Schneelage von ca. 30 Zentimetern. Zwischen acht und zehn Schwarzkittel steckten in der großen Hauptdickung des Revierteils.

Der Ablauf der Jagd ist, wie so häufig, schnell geschildert, nicht aufregend. Die Hunde und Treiber fanden die Kessel sehr schnell, sprengten die Rotte, und brachten die Sauen sehr vielen Schützen. Es wurde kräftig vorbeigeschossen, aber zwei Frischlinge lagen dann doch, und eine stärkere Sau war von zwei Seiten, von zwei Forstleuten gleichzeitig, beschossen worden. Wer jetzt glaubt, diese Sau wäre schnell zu finden gewesen, den muß ich enttäuschen: Sie beschäftigte uns fast 10 Stunden und sollte für ein geflügeltes Wort sorgen, welches uns noch jahrelang immer wieder bei verschiedenen Anlässen über die Lippen kam.

Die beiden Schützen, unser damaliger Forstamtsleiter sowie ein Kollege aus einem Nachbarforstamt, hatten die zwischen ihnen hindurchflüchtende Sau gleichzeitig, im vorderen Bereich tief unten, getroffen. Leider war im pulvrigen Tiefschnee keine klare Fährte zu erkennen, so daß wir uns zunächst keinen Reim auf die Art der Verletzung machen konnten.

Im Anschluß an das Treiben gingen Günter und der passionierte Kollege Wilhelm G. die Wundfährte aus, um am nächsten Tag einen Ansatzpunkt für die Nachsuche zu haben. Sie waren rechtzeitig zum Verblasen der Strecke zurück und hatten die kranke Sau in einer angrenzenden Dickung bestätigt.

Für die Nachsuche wurde deshalb auch eine größere Anzahl von Schützen benötigt, an der auch unser Chef, als Mitverursacher, teilnahm. Am nächsten Morgen fanden sich, sage und schreibe, fast 30 Schützen am Treffpunkt ein, obwohl es ein Samstag war.

Die Dickung wurde schnell und leise umstellt. Nach der Uhr ging Günter mit seinem damaligen Jagdterrier, genannt „Tiger", die Krankfährte aus, stieß bald auf das Wundbett und drückte die Sau aus dem Treiben. Hier hätte die Geschichte eigentlich zu Ende sein müssen! Aber es kam anders, da sich die flüchtige Sau den gleichen Schützen wie am Vortage als Anlaufpunkt ausgesucht hatte. Dieser, in einem Buchenaltholz mit recht hohem Naturverjüngungsanteil abgestellt, betrieb hingebungsvoll Waldbau und begutachtete intensiv die Kronenstruktur der Altbuchen. Währenddessen flüchtete die kranke und nicht mal sehr schnelle Sau kaum 40 Meter entfernt an ihm vorbei; zwar bemerkt von den übernächsten Schützen, aber eben nicht von dem in waldbauliche Überlegungen vertieften Forstmann. Jedenfalls war die Sau unbeschossen entkommen, und es wurde abgeblasen.

Auf den dezenten und respektvollen Hinweis, daß die kranke Wutz bei ihm gekommen sei, stritt der Forstmann das energisch ab. Erst als sich etliche Schützen zum Lokaltermin auf seinen Standplatz begaben und wir die Schweißfährte vorzeigten, geriet er etwas in Bedrängnis. Um die Situation für sich zu retten, zeigte er in die Ferne und sagte: „Herr D. (ein Kollege) hat die Sau verpaßt!" Wolfgang D. hatte aber ca. 100 Meter entfernt am Ende eines Gatters gestanden und von der Sau nicht eine Borste zu sehen bekommen! Mittlerweile erschien auch Günter auf der Schweißfährte, die er ausgelaufen hatte. Nach der Schilderung der Sachlage war sein Gesicht nicht nur von der vielen frischen Luft gerötet, es mußte auch ein bißchen Frust dabei gewesen sein.

Nach dem weiteren Verlauf der Schweißfährte war wohl anzunehmen, daß die Sau das Revier und damit auch das Forstamt verlassen hatte. Um sicher zu gehen, mußte die Fährte aber weiter ausgegangen werden, und Günter suchte dazu jetzt Freiwillige. Natürlich war ich mit von der Partie! Die restliche Mannschaft sollte unter ortskundiger Führung unseres Chefs mit den Fahrzeugen zum Grenzweg fahren, um dort auf uns zu warten. Irgendwie würden wir schon Kontakt bekommen.

Im Tiefschnee ging es nur mühsam voran, aber die Fährte war mehr als deutlich sichtbar. Mir fiel auf, daß die flüchtige Sau jedes Hindernis anfloh und nur sehr kurze Fluchten machte. Sicherlich war ein Vorderlauf stärker verletzt, aber Genaueres war in dem Pulverschnee nicht zu erkennen. Wie angenommen verlief die Fährte immer geradeaus in Richtung Nachbarrevier, führte hangabwärts, und bald standen wir auf dem Wirtschaftsweg, der sowohl Revier- wie auch Forstamtsgrenze darstellte.

Schwitzend und abgekämpft diskutierten wir beide über das weitere Vorgehen. Immerhin führte die Krankfährte in das Nachbarforstamt, und das bedeutete für uns eine Zwangspause aufgrund der obligatorischen Kontaktaufnahme mit dem Nachbarforstamt und dem zuständigen Revierleiter. Mittlerweile war die Autokolonne mit den „Grünröcken", allen voran unser Chef, auf dem Grenzweg eingetroffen. Nach kurzer Erläuterung der Sachlage nahm er zur Kenntnis, daß die Sau in das Nachbarforstamt und damit dem jagdlichen Zuständigkeitsbereich entkommen war und erklärte: „Leider müssen wir hier aufgrund der Forstamtsgrenze die Nachsuche beenden! – Guten Heimweg und angenehmes Wochenende, meine Herren! Der zuständige Revierleiter veranlaßt alles Weitere!"

Kaum ausgesprochen, entschwand nicht nur sein leuchtgrüner Dienstkäfer bereits um die nächste Waldecke, sondern ein Auto nach dem anderen und damit auch die Insassen, die sich achselzuckend, mit freundlichem Tippen an die grünen Hüte, verabschiedeten. Nach wenigen Minuten standen wir beide „Hanseln", etwas ratlos schauend, mutterseelenallein auf dem Waldweg. Niemand war auf die Idee gekommen, daß unsere Autos, zwei Kilometer entfernt, völlig nutzlos herumstanden. So etwas nennt man dann Jagd! Voller Ironie baute ich mich vor meinem Freund Günter auf und zitierte: „Der Revierleiter veranlaßt alles Weitere!" – „Leck mich ..." war die lakonische Antwort des Revierleiters.

Unser nächstes Problem war der Weg zu unseren Autos! Abkürzung: Das hieß in der alten Fußspur zurück oder Umweg: Das hieß, den Waldweg zu laufen – bequemer, aber eine Stunde länger. Wir entschieden uns für die Abkürzung, wohl wissend, was uns erwartete. Aber es kam noch härter!

Frustriert, naßgeschwitzt, abgekämpft, hungrig und durstig erreichten wir die Fahrzeuge und fuhren zum Forsthaus des Kollegen. Es wurde Zeit, daß Günter, der unter Diabetes litt, etwas zu essen bekam. Seine Frau Lindi

44

erkannte aber auch meinen halb verhungerten Zustand und tischte uns kräftig auf. Zwischen den einzelnen Bissen hörte man immer wieder mal den Satz: „Der Revierleiter veranlaßt alles Weitere!"

Nach der „Atzung" begann die große Telefonorgie! Nachbarforstamt: Da geht keiner dran! Nachbarförsterei: dauernd besetzt! Wählen, Hörer auflegen, neu wählen, wieder Hörer auflegen; wählen ... tut – tut – tut ! – „Der Revierleiter veranlaßt alles Weitere !!!"

Endlich ging der Nachbarkollege an den Apparat. Nach mehreren „Aufklärungsversuchen" hatte er verstanden, versprach, einen vernünftigen Schweißhund zu besorgen, und legte das Treffen auf 16.00 Uhr fest. Reichlich spät für einen Wintertag, aber schneller waren die Dinge nicht zu organisieren. Eine kleine Verschnaufpause war uns damit immerhin vergönnt.

Punkt 16.00 Uhr standen wir am vereinbarten Treffpunkt. Die beiden Kollegen waren schon startbereit. Die Nachsuche sollte der Kollege Hans D. aus dem Spessart mit seinem jungen Hannoverschen Schweißhund durchführen. Zur Sicherheit hatte er aber seinen an Sauen erfahrenen Deutsch-Langhaar „Astor" mitgebracht, der als stille „Einsatzreserve" gedacht war.

Da uns die Zeit davonzulaufen drohte, beeilten wir uns mit der Einweisung auf der Wundfährte. Günter sollte sich mit dem hier zuständigen Revierleiter, dem Kollegen L., auf die weiter entfernten Wechsel vorstellen, und meine Wenigkeit war dazu auserkoren, mit dem Langhaar Astor als „Reservist" hinter dem Nachsuchengespann herzuziehen.

Der junge Schweißhund wurde auf der Krankfährte angesetzt, der er willig, und aufgrund der Schneelage ständig kontrolliert, nachfolgte. Die Fährte selbst ergab kein klares Bild. Schweiß war, wenn überhaupt, dann nur ganz vereinzelt zu erkennen. Im Schnee sieht es ja immer gleich schlimm aus, wenn einige Tröpfchen Schweiß in der weißen Pracht zu erkennen sind. Kleine Spritzer spiegeln einem die Menge eines Wassereimers vor. Wie oft heißt es bei solchen Nachsuchen: „Schweiß wie aus der Gießkanne, die Sau muß gleich liegen!" – Nach den meisten suchen wir aber heute noch!

Im Abstand von fünfzehn Metern folgte ich dem Hundeführer, den Langhaar „Astor" an der kurzen Führleine. Der Hund hatte erkannt, daß heute nicht sein „Arbeitstag" war, und versuchte ständig und intensiv mit mir zu schmusen, indem er sich mit voller Kraft an mich drückte. Einmal endete diese Art „Liebesbeweis" für uns beide im Tiefschnee: Er hatte mich einfach umgeschmissen.

Die Krankfährte führte durch einen alten, halb zerfallenen Kulturzaun in eine lichte Dickung mit drei bis vier Meter hohen Douglasien und Fichten, auf dem Boden eine Adlerfarn-Flora, die selbst durch den Schnee gut zu erkennen war. An jedem einzelnen Nadelbaum hatte sich der Adlerfarn gegen die tief herabreichenden Äste gelehnt und bildete, vom Schnee bedeckt, jeweils ein kleines Zelt. Die Fährte führte jetzt in alle Richtungen, das heißt, die Sau legte Widergänge, um sich hier irgendwo in ein solches Zelt einzuschieben.

Der erfahrene Hundeführer Hans D., bedeutete mir leise per Handzeichen, mit „Astor" am zerfallenen Drahtgatter zu warten. Falls er Hilfe brauchte, würde er laut „Astor" rufen, den ich dann schnallen sollte! Geräuschlos entfernte sich das Nachsuchengespann. Der Schnee dämpfte und verschluckte fast jeden Laut, und um uns herum herrschte eine gespenstische Totenstille.

Angespannt lauschte ich in Richtung Dickung, ohne jedoch schlauer zu werden. Nur den Langhaar schien alles kalt zu lassen: Er versuchte es wieder mal mit inten-

46

sivstem Körperkontakt. Mit aller Kraft lehnte er sich an mich und versuchte ein paar „Liebeseinheiten" zu ergattern. Je größer meine Abwehr wurde, desto größer wurde sein Bedürfnis auf Schmuserei! Zu guter Letzt stieg er auf die Hinterläufe, legte mir freundschaftlich die Vorderläufe auf die Schultern und begann mich abzulecken. Nun war das Maß aber voll! Energisch wurde er auf den Platz verwiesen, wobei sein Blick ob der verschmähten Liebesbeweise Bände sprach. Für wenige Minuten hatte ich Ruhe vor ihm. Angespanntes Warten ließ die Zeit zäh wie Honig vergehen ...

Totenstille! – Auch Astor wurde es wieder langweilig, und die „Schmusetour" begann von neuem. Mitten hinein in seine Liebesaktivitäten fiel jetzt ein Schuß! – Noch einer! Astor war wie ausgewechselt, nicht mehr wiederzuerkennen! Der Hund war schlagartig angespannt, geballte Aufmerksamkeit; bereit, auf das geringste Signal hin davonzustürzen. Von Anhänglichkeit und Liebesbedürfnis keine Spur mehr. Ich war sofort zur unbedeutenden Randfigur, zum „Dekorationsstück" am anderen Ende der Leine, verkommen! Der Langhaar zitterte vor Anspannung, und konzentriert lauschten wir beide auf irgendein weiteres Geräusch. Da – aus der Dickung hörten wir den Schweißhund aufjaulen, gleichzeitig fiel wieder ein Schuß. Nach einer Pause von nur wenigen Sekunden knallte es noch einmal, durch den Schnee gedämpft. Dann wieder diese Totenstille – richtig friedlich wirkte der Wald um uns herum!

Ein Ruck fuhr durch den Hund! Er stellte die Behänge und zog mit aller Kraft vorwärts. Hatte er etwas gehört, was meine Ohren nicht mehr wahrnehmen konnten? Nach seinem Verhalten mußte es so sein. Schnallen oder nicht Schnallen? – Das war hier die Frage! Ich entschied mich für das Schnallen, was aber leichter gedacht als getan war. Immerhin wog Astor um die 30 Kilogramm, die er nun voll einsetzte, um zu seinem Herrn und zum Einsatz zu kommen. Er zog mich schlichtweg einfach hinter sich her! Endlich gelang es mir, ihm die Halsung über den Kopf zu streifen und ihn mit der Aufforderung „Such voran!" in Richtung Dickung zu schicken. In seinem Ungestüm fand er das Loch im Zaun nicht sofort, fühlte sich durch den alten Draht behindert, faßte kurz zu und riß mit aller Kraft den Draht nach hinten, hatte sich ein ausreichend großes Einschlupfloch geschaffen und verschwand mit Riesensätzen in der Dickung. Sofort war wieder diese Totenstille eingekehrt.

Nach kurzer „Dramatik" zeugten nur noch die Spuren im tiefen Schnee von der Anwesenheit des Hundes. Die Natur hatte um mich herum die Uhr bereits weitergedreht. Kein Augenblick ist festzuhalten, ständig flüchtig, immer von gestern! Wie ein laufender Film. Nur ein Foto oder ein geschriebenes Wort vermag den Augenblick, wenn auch unvollkommen, für eine kurze Zeit festzuhalten oder gar zurückzuholen! (Kleine Philosophien am Rande des „Kampfgeschehens")

Der gedämpfte Knall eines weiteren Schusses, es war wohl der fünfte, holte mich in die Realität zurück. Was mochte sich wohl in der Dickung abgespielt haben? Zeiten vergehen in solchen Momenten wie Ewigkeiten. Es war wie eine Erlösung, als der Ruf herüberschallte: „Sau liegt!" Gleich darauf erklang das Hornsignal „Sau tot". Erst jetzt, als die Anspannung abfiel, erkannte ich, wie weit die Dämmerung bereits fortgeschritten war. Der Schnee spiegelte einem ständige Helligkeit vor, obwohl der Kontrollblick nach der Zeit etwas ganz anderes sagte. Es war mittlerweile 18.00 Uhr geworden!

Der deutlichen Spur von Hund und Führer folgend, stand ich bald bei Hans D. und seinen Hunden. Astor

48

begrüßte mich knurrend, von Freundlichkeit keine Spur! Jetzt galt es ja, die Sau gegen „Freßfeinde" zu verteidigen. Die beiden Kollegen waren auch schon eingetroffen und umstanden die gestreckte Sau. Eine starke Bache, deren beide Vorderläufe in Höhe der Fußwurzelgelenke zerschossen waren. Sie hatte die ganze Strecke, immerhin fast zwei Kilometer, nur auf den Knochenstümpfen zurückgelegt. Jetzt erklärte sich auch ihr häufiges Anfliehen von Hindernissen: Sie hatte wohl aufgrund der Verletzung nicht mehr richtig steuern können. Mein Magen zog sich zusammen, als ich über die Qualen dieser Kreatur nachdachte, und es wurde mir wieder einmal die Verpflichtung zur bedingungslosen Nachsuche überdeutlich bewußt.

Hans D. erzählte uns, wegen der fortschreitenden Dämmerung im Telegrammstil, das Ende der Nachsuche. Der junge Schweißhund hatte sehr ruhig und sicher die Widergänge ausgearbeitet, und da es überall nach Sau roch, völlig überraschend seine Nase in das richtige Adlerfarnzelt gesteckt. Die Bache hatte ihn hart attackiert und geschlagen, sich aber sofort wieder in das Zelt, und damit unsichtbar, zurückgezogen. Ein schnell hingeworfener Schuß des Hundeführers war in seiner Wirkung nicht erkennbar gewesen, so daß Hans D. in dem „Zelt" nachschauen wollte. Die Bache, nach wie vor noch sehr lebendig, nahm ihn sofort an, biß nach ihm und warf ihn rücklings in den Schnee. Bei dieser Aktion löste sich ein weiterer Schuß aus dem Karabiner und beschädigte lediglich staatliches Eigentum!

Hier griff der junge Schweißhund beherzt in das Geschehen ein und attackierte seinerseits die kranke Sau, um seinem Herrn zu helfen. Diese wiederum ließ von Hans D. ab, schlug abermals hart nach dem noch unerfahrenen Hund, traf voll und warf ihn ein paar Meter durch die Luft! Das Klagen des Hundes hatten wir bis an den Dickungsrand gehört, wobei ihm jetzt endgültig der Schneid abgekauft war und er selbst auf das scharfe Anrüden durch seinen Führer keinen „Kampfgeist" mehr zeigte. Er hatte sich einige Meter zurückgezogen, ging in die Haltlage und weigerte sich, noch einmal sein Fell zu Markte zu tragen. Der wiederholte Ruf nach Astor war von mir gar nicht vernommen worden, wohl aber vom Hund, der dann auch unmißverständlich zeigte, daß seine Kampfkraft und Erfahrung vonnöten waren.

Bevor Astor bei seinem Herrn auftauchte, hatte dieser noch zweimal „blind" in den Adlerfarn hineingeschossen, in der Hoffnung, die Sau zu erlegen oder doch mindestens weiter zu schwächen. Beides war aber fehlgeschlagen und verursachte keine Reaktionen seitens der Bache.

Als dann Astor in das Geschehen eingriff, zeigte sich die Bache immer noch sehr wehrhaft! Ständig wechselten die Angriffe auf engstem Raum: Einmal war der Hund an der Sau, dann wieder umgekehrt, keine Chance für einen Fangschuß. Hans D. mußte untätig dabeistehen, lediglich verbal konnte er den Hund unterstützen. Um einen scharfen Angriff des Langhaars abzuwehren, mußte die Bache dann etwas weiter aus ihrer Adlerfarnburg heraus und gab so dem Hundeführer endlich die Gelegenheit zu einem gezielten Fangschuß. Die kranke Sau lag im Knall, und das „Drama" hatte ein Ende gefunden.

Mittlerweile war trotz des Schnees die Dunkelheit eingekehrt und zwang uns zur Eile. Rasch wurde die Sau aufgebrochen, mit vereinten Kräften zum nächsten Hangweg gezogen und im Auto des Kollegen L. verstaut. Anschließend wurden wir zu unserem Fahrzeug zurückgefahren und merkten hier erst, daß die Kälte langsam, aber unerbittlich von verschiedenen Körperteilen Besitz ergriffen hatte.

Das Angebot auf einen kleinen Umtrunk wurde mit dem Hinweis auf den Samstagabend als „Familienabend" dankend abgelehnt, und so standen wir nach kurzer Verabschiedung wieder allein auf dem besagten Grenzweg.

Selbstverständlich gab es im Forsthaus des Freundes noch einen Imbiß und auch Getränke, gesprächig oder in Hochstimmung waren wir jedoch beide nicht. Obwohl befriedigt über den Erfolg der Nachsuche, blieb doch ein bitterer Beigeschmack zurück. Aber auch diese Dinge sind fester Bestandteil der Jagdausübung, nicht nur die schönen Stunden! Um so größer ist unsere Verpflichtung der Kreatur gegenüber!

Körperlich und seelisch reichlich mitgenommen, verabschiedeten wir uns bald voneinander. Günter brachte mich noch bis auf den Hof des Forsthauses und wie durch „Gedankenübertragung" rief jeder dem anderen noch einmal sarkastisch zu: „Der Revierleiter veranlaßt alles Weitere!" Der Spruch wurde dann zum geflügelten Wort, bei vielen Gelegenheiten von uns eingesetzt, aber eben nur für Eingeweihte verständlich.

Drückjagd

Gestern noch Ruhe im Wald,
werden sie heute jeden Winkel besetzen!
Überall stehen Jäger und warten mit Hunden, die hetzen.
Warten auf irgend etwas, was dort kommen könnte,
wenn ihnen Diana das Jagdglück nur gönnte.
Bewegungsloses Starren tief in das Holz
mit feinen Gewehren, ihrem ganzen Stolz.

Sträucher nehmen den Reigen auf wie Gnomen,
werden Gestalt und Wunsch zugleich!
Verbinden sich mit Gräsern zu wildesten Formen,
lassen die Finger zucken nach Fleisch.

Immer Bereitschaft, auch Beute zu machen
und gemeinsam mit Hubertus Diana auslachen,
bis die erträumte Gestalt aus Nebel und Rauch
sich auflöst und nachläßt das Kribbeln im Bauch.

Das Brechen von Ästen, das Wehen des Windes.
Erstarren des Jägers – Dianas Kindes.
Gebanntes Verharren, durchbohrender Blick,
entlocken dem Holz nicht der Mächte Geschick!

Nach häufigem Zucken stumpft langsam der Blick,
wird müde der Arm und schmerzt das Genick.
Ein Knacken von Ferne keinen Reiz mehr verübt,
nur noch mühsam der Jäger den Kopf bewegt,
als unter des Keilers wilden Fluchten
fast spürbar die Erde erbebt.

Der Jäger erkennt es von hinten, zutiefst betrübt –
das Gespenst ist verschwunden, vom Winde verweht.
Verschlafen das Zucken! Für Beute zu spät!

Nächtliche Nachsuchen
auf Sommersauen
oder

Ein blindes Huhn findet auch mal ein Korn!

Unser Versprechen, uns gegenseitig bei jeder erlegten Sau zu helfen, egal zu welcher Nachtzeit, machte den einen wie auch den anderen schon mal mutiger, des Nachts einen Schuß anzubringen, der besser im Lauf geblieben wäre!

Nicht wegen der Lichtverhältnisse, sondern wegen der sommerlichen Temperaturen, die es in der Regel nicht zuließen, eine beschossene Sau über Nacht liegen zu lassen. Nach wenigen Stunden waren sie verhitzt und konnten nicht mehr verwertet werden, und das durfte nicht Sinn unseres Handelns sein!

Oberstes Gebot war deshalb stets ein Schuß, der das Stück auf den Platz bannte. Dabei waren es fast immer die Hochblattschüsse, die die Sauen von den Läufen holten und am Platz verenden ließen. Einmal zu Fall gebracht, kamen sie meist nicht noch einmal auf die Läufe, um grössere Fluchtstrecken zurückzulegen. In 90 Prozent aller Fälle gelang das auch, nur die restlichen 10 Prozent hatten es in sich, was uns mit der Zeit bewog, nächtliche Nachsuchen aufzugeben.

An einige Begebenheiten erinnere ich mich noch recht gut und will eine davon mit mahnend erhobenem Zeigefinger wiedergeben.

Ende Juni, hochsommerliche Temperaturen, aber in jeder Dickung Sauen! Hin- und hergezogen zwischen jagdlicher Freude und dem Wissen um die Verderblichkeit der Beute, siegte die Passion.

Telefonisch kündigte Günter seinen geplanten Sauansitz an, um im Bedarfsfall – ob Bergung oder Nachsuche – meiner Hilfe sicher zu sein. In solchen Fällen wird das „Zubettgehen" ein wenig hinausgeschoben, aber manchmal war auch der Umstieg vom Schlafanzug zum „Kampfanzug" zu nächtlichen Zeiten notwendig.

23.30 Uhr, mitten in die Überlegung hinein, jetzt doch in den „Kessel" zu verschwinden, schrillte das Telefon. Mit dem gemeinsamen Ruf „Günter hat 'ne Sau geschossen!" und nach kurzem Wettlauf zwischen meiner Frau und mir zum Telefon war die Sachlage geklärt. Günter hatte einen einzelnen, stärkeren Überläufer beschossen, der nach kurzem Zeichnen davongeflüchtet war. Ausgerechnet hinein in ein halb zusammengebrochenes Fichtenstangenholz, mit mannshoher Himbeere auf den Fehlstellen. Ein Trost, er hatte sie irgendwo zusammenbrechen und schlegeln hören. Aber wo? Zur „Geisterstunde" wollten wir uns an der langen Wiese treffen, inklusive Hund und unseren Frauen.

Feste Nachsuchenkleidung, Schweißriemen, unser Jagdterrier „Quick", Taschenlampen, Messer, Revolver und etwas Trinkbares war schnell zusammengesucht – los ging es zum Treffpunkt. Das Auto der Freunde hatten wir gleich gefunden, und Taschenlampenschein auf der Wiese wies uns den Weg zum Anschuß. Günter rutschte auf Knien über die Wiese, um eventuelle Schußzeichen zu erkennen, während seine Frau für Licht sorgte. Aber auch zu zweit konnten wir nichts finden. Die Frage nach der Möglichkeit vorbeigeschossen zu haben, wurde entschieden verneint, und so suchten wir weiter.

Auf einer gleichförmigen Wiese einen Anschuß zu finden, war schon bei hellem Tag nicht so einfach, aber bei Nacht beinahe aussichtslos. Hier mußte der Hund helfen. Der Jagdterrier kam an die Schweißleine, und die

54

Wiese wurde nun im Bereich des wahrscheinlichen Anschusses systematisch abgesucht.

Der Hund schoß nach Terriermanier hin und her, verwies „alles oder nichts", nahm aus unerklärlichen Gründen eine Richtung an und zog uns in den dichtesten Verhau des angrenzenden Stangenholzes.

Da wir Menschlein im Dunkeln halt blind wie die Maulwürfe sind und auch die Taschenlampen diesen Zustand nicht grundlegend ändern konnten, ließen wir uns vom Hund ziehen. Leider hatte dieser mit dem Bruchholz wenig Mühe, er kroch darunter hindurch, während wir mühsam darüber hinweg klettern mußten. Ohne gegenseitige Hilfestellung ein nahezu aussichtsloses Unterfangen!

Jetzt hatte Günter den Hund übernommen und bildete die Spitze unserer „Karawane". Der Taschenlampenschein unserer Frauen blitzte in alle Richtungen durch die Gegend, nach dem Motto: „Der Feind (sprich: kranke Sau) könnte ja auch von hinten kommen."

Beim Übersteigen eines alten, schon halb vermoderten Fichtenverhaues brach dieser unter meinem Gewicht zusammen, und rudernd landete ich auf dem Rücken, eingekeilt von muffig riechenden Rundhölzern. Günter bekam von dem Sturz gar nichts mit, er hatte schon etwas Vorsprung und folgte konzentriert dem Hund.

Unsere Frauen, die in solchen Momenten immer grosse Einigkeit an den Tag legten, frotzelten ein wenig über Schildkröten, die auf dem Rücken liegen. Sie ergötzten sich regelrecht an meiner Hilflosigkeit. Das nächste Mal werden sie eben nicht mehr mitgenommen!

Jetzt war ich ihnen aber hoffnungslos ausgeliefert und verhielt mich, jedenfalls äußerlich, sehr ruhig. Sie faßten beherzt zu und versuchten, das „gesunkene Schiff" zu heben. Zunächst gelang das auch, bis ich halbwegs ste-

hend auf einem glatten, glitschigen Fichtenast ausrutsch-
te und rudernd, beide Frauen mitreißend, erneut krachend
in dem Holzhaufen landete. Diesmal aber in angenehmer
Gesellschaft, mit einem gewissen Gefühl der Genugtu-
ung – ein Schuft, der mir hier Absicht unterstellt!

Zu allem Überfluß waren dabei auch noch zwei Taschenlampen verloren gegangen! Nach dem Motto „Ret-
te sich, wer kann" versuchte nun jeder auf eigene Faust,
kriechend und kletternd, den ungemütlichen Holzhaufen
zu verlassen.

Günter, schon ein gutes Stück entfernt, glaubte an eine
Rotte Sauen, die krachend davonflüchtete; er wartete aber
dann doch auf unser Kommen. Ein furchtbares Gelände
war zu durchqueren: mannshohe Himbeeren, Brombee-
ren, einzelne zusammengebrochene Bäume, Erdhügel und
zu allem Überfluß jede Menge wasserführende Gräben.
Die Sau konnte hier überall liegen – oder noch viel schlim-
mer: im Wundbett sitzen.

Alle paar Meter stürzte einer von uns zu Boden und
war jedesmal froh, nicht in einem Wassergraben gelandet
zu sein. Der Gedanke an Aufgabe und morgiges Weitersuchen nahm immer mehr Gestalt an.

Der Jagdterrier zog nun auch noch in alle Richtungen,
hatte die Nase oben und sprang andauernd in den Riemen. Wahrscheinlich Rehwild um uns herum, denn das
liebte er mehr als Sauen!

Vor uns erneut ein Graben, den der Hund springend
überwinden wollte. Der Ruck an der Schweißleine war
so kräftig, daß Günter sein Gleichgewicht und alsbald
auch seinen Stand verlor und nach vorne schoß. Rudernd
rutschte er in den Graben, ließ die Schweißleine fahren
und versuchte, sich mit den Händen in der Grabensohle
abzufangen. Ein erschrockener Ausruf und sein Versuch,
hastig wieder aus dem Graben zu entkommen, ließ uns

das boshafte Lachen im Ansatz wieder herunterschluk-
ken. Nach dem mißglückten Fluchtversuch stand nun
Günter im Wasser der Grabensohle und tastete um sich.
„Mach mal einer Licht an! Ich glaub', ich hab' sie!" ver-
kündete er mit etwas zitternder Stimme. Im Schein der
letzten noch vorhandenen Taschenlampe sahen wir einen
Überläuferkeiler von gut 50 Kilogramm, verendet im Graben liegen.

Günter war der Länge nach auf ihn gefallen und froh,
daß er bereits seit einiger Zeit verendet und steif war. Nicht
auszudenken, wenn er noch einen Funken Leben in sich
gehabt hätte!

Wieder einmal schworen wir uns, des Nachts keine
Nachsuchen mehr durchzuführen. Unser eigenes Fell sitzt
uns schließlich näher als die Staatskasse! Aber bei +20 °C
Nachttemperatur hätten wir am nächsten Morgen nur
noch Schaufeln mitnehmen brauchen!

Nachdem wir die Situation verarbeitet hatten, lobte
Günter den Jagdterrier (wenigstens einer) ob seiner ziel-
strebigen Schweißarbeit, nur daß er keinerlei Interesse an
toten Wildschweinen hatte, paßte nicht so ganz ins Bild.
Bei einer anderen Jagd zeigte er sein Desinteresse an toten Sauen vor den Augen einiger Jäger, als er während
des Verblasens die gesamte Schwarzwildstrecke veräch-
lich „annäßte"!

Hauptsache war aber, daß wir die Sau nach einer
Fluchtstrecke von ca. 180 Metern gefunden hatten und
diese verwertbar vor uns lag. Das Bergen des Stückes war
in diesem Gelände schon tagsüber eine „Viecherei", aber
nachts eine „Sträflingsarbeit"! Rutschend und stürzend,
zerstochen, zerkratzt und mit etlichen blauen Flecken
gesegnet, kamen wir bei unseren Fahrzeugen an.

Selbst unser sonst übliches, mehr oder weniger inten-
sives Tottrinken unterblieb diese Nacht mangels körper-

licher Fitneß und Lust sowie der Tatsache, daß unsere Kleidung mehr Schlamm als Baumwolle enthielt.

Als wir uns in der Dunkelheit voneinander verabschiedeten, hatten wir die Erkenntnis gewonnen, daß ein blindes Huhn auch einmal ein Korn findet, aber daß manchmal auch der Umkehrschluß zutrifft und dann aus dem blinden Huhn ein „armes Schwein" werden kann!

Eine Sau – zweimal erlegt

oder

Späte Erkenntnis!

An eine Saujagd erinnere ich mich ganz besonders. – Erstens, weil den ganzen Winter große Mengen Schnee lagen und zweitens, weil die Erkenntnisse der Jagd erst ein paar Tage später eintraten. Und das kam so:

Jeder Kollege hatte beim letzten Neuschnee gekreist. Günter war der schnellste gewesen und damit der erste, der über das Forstamt zum „Sammeln" blies.

Er hatte in seinem Revierteil „Sparhof" eine große Rotte Schwarzkittel in einem noch größeren Dickungskomplex bestätigt und war nun nicht mehr zu bremsen.

Alles, was ein Gewehr tragen konnte und an einem Werktag abkömmlich war, hatte sich am Forsthaus Heubach versammelt. Eine „illustre" Gesellschaft von 25 wild entschlossenen Jägern.

Nach kurzer Begrüßung mit Hörnerklang und „Chefansprache" ging es in den besagten Revierabschnitt. Dort teilte Günter die Schützen ein und schickte mich mit einer kleineren Gruppe in die „Wildnis" des Sparhofes. Große Fichtendickungskomplexe, durchzogen von Sumpfgräben und Naßgallen, mit einer Vielzahl von kleineren und größeren Schneisen. Geeignet, jeden Ortsfremden im Handumdrehen in die Irre zu leiten.

Meine Instruktionen lauteten: Anstellen der acht Schützen entlang eines alten Steinwalles, und ich sollte als letzter auf einer etwas breiteren Schneise, als alleiniger „Verteidiger", stehen bleiben. Anblasen des Treibens!

Danach war lange Zeit Totenstille. Endlich Hundegeläut und Geschrei der Treiber; weit entfernt vereinzelte

Schüsse! Die Schneise vor mir roch förmlich nach Sau. Aber es blieb vorerst nur bei dem Geruch. Hatzlaut kam schnell näher, dann fielen halbrechts von mir in schneller Folge Schüsse. Vorsichtshalber nahm ich meine Repetierbüchse in Halbanschlag. Die Sauen schienen zwar die Dickung verlassen zu haben, aber man konnte ja nie wissen. Das Zielfernrohr war auf der Waffe geblieben, innerlich schwankend, ob es nun richtig oder falsch sei. Sauen!

In einer Entfernung von ca. 60 Schritten flüchteten zwei Sauen quer über die etwa zehn Meter breite Schneise. So sah es jedenfalls für mich aus! Die vordere war auch die stärkere, einige Meter dahinter ein etwas schwächerer Frischling. Das Gewehr war an der Backe, die hintere Wutz erschien im Zielfernrohr. Mitfahrend, den Zielstachel genau auf dem Halsansatz ... wurde es auf einmal grün im Glas! Lauter junge Fichten waren zu erkennen!

Jedoch war der geistige Befehl zum Schuß gegeben und durch nichts mehr aufzuhalten! Mit hartem Schlag war der Schuß draußen!

Tausend wilde Flüche hinterher schickend, hatte ich vermutlich lediglich staatliches Eigentum beschädigt.

Meinen Nachbarschützen hielt nichts mehr auf seinem Stand, und er folgte seiner stark ausgeprägten Fürhsorge-Neigung (es war Kollege Burkhard S.), indem er zu mir herüberfragte: „Liegt sie?" ... Ich antwortete mit einer Gegenfrage: „Wer – die Sau oder die Fichte?" Daraufhin grinste er vielsagend, machte kehrt und stapfte von dannen. – Versonnen schaute ich zu der Stelle, an der die beiden Schwarzkittel verschwunden waren. Es hätte so schön gepaßt. Ich war ja schließlich mitten drauf gewesen! Aber es sollte wohl heute nicht sein.

Lange Zeit tat sich nichts, dann machte das Signal „Hahn in Ruh" die Runde. Entladen, Rucksack wieder packen, Sitzstuhl zusammeklappen; so die üblichen Dinge nach einem Sautreiben.

Den Anschuß wollte ich aber wenigstens begutachten und versuchte mich anhand einiger Bäume zu orientieren. Eine alte Weisheit besagt, daß am Anschuß alles anders aussieht als vom Schützenstand aus.

Mitten in meine Orientierungsphase hinein erschien Günter auf der Schneise, stützte die Arme in die Seite, deutete mit dem Kopf in die Richtung der entschwundenen Sauen und fragte fast vorwurfsvoll: „Willst du deine Sau nicht aufbrechen?"

Ich lachte kurz und kräftig über den gelungenen Scherz des Freundes und quälte mich durch den Tiefschnee und den morastigen Untergrund in seine Richtung.

„Ich bin zu lange mitgefahren und habe in die Fichten geschossen", war meine Erklärung, bevor Günter fragen konnte: „Wieso? Hier liegt sie doch und ist mausetot!" Jetzt lachte er lauthals, weil er mein dummes Gesicht sah. Etwas außer Atem war ich bei ihm angelangt und erkannte, was sich hier eigentlich abgespielt hatte. Günter stand nämlich auf einer weiteren Querschneise, auf der die beiden Sauen, von ihm aus spitz von hinten, davongeflüchtet waren. Er selbst hatte nicht schießen können, sah aber, wie auf meinen Schuß hin die zweite Sau rollierte und reglos, mitten auf seiner Querschneise, liegen blieb. Das Geschoß, übrigens auch 8 x 57 JS Teilmantel-Rundkopf, war unversehrt durch die Dickungsecke gefahren und hatte die Sau ca. fünf Meter dahinter mitten auf das Blatt gefaßt und verenden lassen. Aber auch nichts scheint auf der Jagd unmöglich zu sein!

Trotzdem, oder gerade deshalb, war die Freude groß. Günter brach einen Fichtenzweig ab und überreichte ihn mir mit einem feierlichen Waidmannsheil. „Ich habe aber auch eine geschossen", gestand er mir jetzt. Ihm war die ganze Rotte auf nur wenige Meter Entfernung gekommen, und er hatte eine Überläuferbache strecken können. Zwei Sauen seien daraufhin zurück in das Treiben abgedreht und bei mir gekommen. Zuvor habe er aber auch noch auf die hintere, schwächere Wutz geschossen, die, ohne zu zeichnen, weitergeflüchtet war. Bei mir kam sie auch sehr schnell und scheinbar gesund.

Sicherheitshalber untersuchten wir den Frischling auf Einschüsse. Der meinige saß mitten auf dem Blatt, auf der richtigen Seite und ohne Ausschuß. Weitere Schußlöcher waren nicht zu entdecken, und so war die Sachlage eindeutig. Günter hatte wohl vorbeigeschossen. Ein schweres Stück Arbeit bedeutete das Bergen der beiden Sauen. Natürlich waren im entscheidenden Moment keine Zugseile oder Hundeleinen zur Hand. Auch hatten sich die anderen Schützen schon längst zum Sammelplatz begeben und warteten dort auf uns. Da wir als einzige Beute mitbrachten, wartete man aber bereitwillig.

Es folgten die üblichen Rituale nach solch einer Jagd, dann ging es in die nahegelegene Gaststätte „Taufstein", die wegen ihrer gegrillten Hähnchen weithin bekannt ist.

Die beiden erlegten Sauen kamen in eine der „richtigen Scheunen", in das Forstdienstgehöft Heubach, und warteten auf ihre weitere Verwertung. Trichinenschau, und zwei Tage später wurden sie abgeschwartet, zerlegt und unter den Kollegen aufgeteilt.

So weit, so gut! Wenn nicht noch eine Kleinigkeit gewesen wäre! Beim Abschwarten der schwächeren Sau (der meinigen) kamen wir in den Nackenbereich und wunderten uns über dort angesiedelte Blutergüsse. Nachdem auch der Kopf von der Schwarte befreit war, löste sich dieser sang- und klanglos von der übrigen Sau und fiel zu Boden. Wir schauten uns verdutzt an und suchten eine Erklärung für diesen mysteriösen Vorgang.

Und sie hatte doch den Schuß von Günter abbekommen! Er saß genau auf dem Nacken, Einschuß exakt hinter dem Teller, an der liegenden Sau nicht zu erkennen, weil kein Schweiß ausgetreten war. Warum sie nicht auf der Stelle tot umgefallen war und dafür meinen zweiten Schuß benötigte, wird uns immer ein Rätsel bleiben.

Wäre dieses Stück im Schutze der Dickung zusammengebrochen, niemand hätte auch nur einen einzigen Meter nachgesucht!

Aufgrund der späten Erkenntnis, daß Günter beide Sauen geschossen hatte, mußte noch eine Flasche „Hochprozentiger" daran glauben, nach der wir uns darauf einigten, daß diese Sau eben zweimal erlegt wurde.

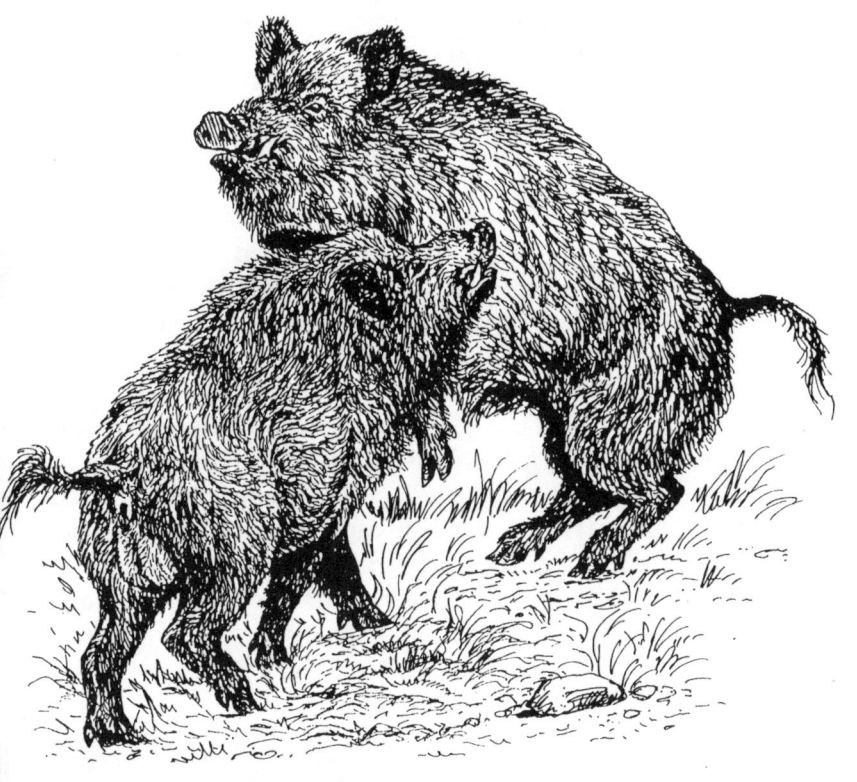

64

Die Einstandsjagd

oder

Wenn es Brei regnet ...!

Winter 1982, 8. Dezember, ein Mittwoch. – Neuschnee, große Lust zu kreisen und noch größere Lust , die erste Saujagd im neuen Revier durchzuführen. Die vergangenen Jahre der Enthaltsamkeit hatten außerdem ihre Spuren hinterlassen: Es bestand Nachholbedarf!

Meine Frau half mir beim Abspüren, und so hatten wir bald eine Rotte von sechs Stück in einem größeren Fichtendickungs- und Stangenholzkomplex fest. Die Zusammensetzung der Rotte war für diese Jahreszeit schon erstaunlich und Beweis für die unzeitgemäßen Frischtermine. Eine stärkere Fährte deutete auf eine Bache hin, dazu ein stärkerer Frischling oder schwacher Überläufer, drei schwache Frischlingsfährten und eine winzige Fährte, von einem erst wenige Wochen alten Frischling. Sicherlich ein Hegeabschuß, wenn es uns gelingen sollte, die ganze Rotte zu erlegen.

Die „Alarmierungsarbeiten" übernahm das Forstamt, und so standen dann sage und schreibe, 35 Schützen an einem hellen Werktag vor dem Forsthaus. Wie gesagt: Die Enthaltsamkeit rief alle zu den Waffen! Mit solch einer Zahl von Schützen hatte ich nicht gerechnet (den einen oder anderen trieb sicherlich auch die Neugierde), und so mußte ich mir eine andere Bejagungsvariante einfallen lassen. Nicht nur die Einstandsdickung sollte umstellt werden, sondern auch mit einem zweiten Ring der gesamte Stangenholzkomplex. So gab es zwei Schützenlinien hintereinander, die sich aber durch den räumlichen Abstand und die Dichte der Bestände weder sehen, noch

65

gegenseitig gefährden konnten. Einige Schützen hatten Hunde mitgebracht. Überwiegend Teckel, aber auch einen dürrlaubfarbenenen Jagdterrier, der im Laufe der Geschichte wieder auftauchen wird, ganz im Gegensatz zu der sonstigen Gewohnheit der Terrier, nach der Jagd nicht mehr zu erscheinen.

Das Anstellen der Schützen war schweißtreibend. Die Variante mit den zwei Schützenlinien erforderte weite Laufwege, und ich mußte ständig zur Eile mahnen. Ein schmaler Erdweg am Rande der Einstandsdickung sah vielversprechend aus und sollte von einem Gast, möglichst mit Drilling ausgerüstet, besetzt werden. Dieser zierte sich aber mächtig mit den Ausreden: Dort sei es viel zu eng, man könne nichts sehen, geschweige denn ansprechen, er habe auch keine Brenneke dabei und so weiter ... Auch der nächste Schütze benutzte dieselbe Argumentation. Aber: Wer nicht will, der hat schon!

Eine kurze Aufforderung an meinen Freund Günter. Der nahm den Drilling von der Schulter, lud alle Läufe, tippte mit einem Waidmannsheil an die Hutkrempe und verschwand auf dem engen Erdweg, fast nur eine Radspur.

Wir wußten beide, daß die engsten Stellen immer die besten Stände waren! Es sollte sich auch dieses Mal wieder bewahrheiten.

Endlich waren beide Schützenlinien abgestellt, und ich konnte selbst als letzter meinen Stand einnehmen. Der Teufel trieb sein Spiel, und ich befand mich genau auf dem Einwechsel der Rotte, von der Einstandsdickung am weitesten entfernt. Etwas ausgepumpt vom Eilmarsch beim Anstellen der zahlreichen Schützen, blies ich, mehr schlecht als recht, die Jagd an. Herrliche „Musik", wenn rundherum die Jagdhörner einfallen. Kurze Zeit später auch schon Hundegeläut. Hatzlaut!

Sicherlich wurde die Dickung von den Hunden erst mal rehwildrein „gefegt". Dann fielen in schneller Folge drei Schüsse! Das war höchstwahrscheinlich Günters Drilling, der da „gesprochen" hatte! Also bewahrheitete sich die Güte des Standes. Er mußte nur auch noch getroffen haben.

Anschließend herrschte Ruhe, bis irgendwann im Stangenholz, weit vor mir, wieder Hundelaut einsetzte. Die Repetierbüchse hielt ich im Halbanschlag und harrte der Dinge, die da kommen sollten. Eine Bewegung im dichten Stangenholz ließ mich zusammenzucken. Sau oder Hund?

Ich stand genau auf dem Übergangsstreifen zwischen Fichtenstangenholz und einer Fichtendickung in meinem Rücken, vielleicht gerade 8 Meter Platz zum Ansprechen und Schießen.

Ein stärkerer Frischling kam in voller Fahrt rechts von mir aus den Stangen. Weit und breit kein Hund zu sehen oder zu hören! Das Gewehr an der Backe, den 10-15 Meter entfernten Kujel vorne erfaßt, mitgefahren, schon war der Schuß draußen. Die Sau rollierte in hohem Bogen wie ein Hase, lag still!

Eine zweite Sau, etwas stärker im Wildbret, kam an der gleichen Stelle. Wieder mußte alles blitzschnell gehen, und auch diese Wutz rollierte. Eine dritte Sau kam jetzt links von mir und drückte sich, immer in der Dekkung alter, liegender Fichtenkronen, an mir vorbei. Der Größe nach mußte das Stück die Bache sein und durfte deshalb unbeschossen passieren. Eine Zeitlang tat sich rundherum nichts mehr, bis unvermittelt wieder der Laut der Hunde einsetzte. Weit entfernt und an verschiedenen Stellen. Es galt sicherlich dem Rehwild.

Ein „Wischer" vor mir im Stangenholz nahm mich jetzt voll in Anspruch. Was war es? Immer wieder verdeckten die Bäume die Sicht. Es mußte etwas sehr Kleines gewesen sein! Eine Bewegung, direkt vor mir, ließ mich zusammenfahren, und ein winziger Frischling, noch mit Streifen, landete vor meinen Fußspitzen. Bei seinem Versuch, die Flucht wieder nach hinten anzutreten, purzelte er regelrecht über das am Boden liegende Reisig.

Nun versuchte der Winzling, in einem Bogen nach links an mir vorbei zu kommen. Da die Chance, lebend über den Winter zu kommen, äußerst gering für ihn war, entschloß ich mich zum Schuß. Als der Frischling die Deckung des Stangenholzes verließ, wartete bereits der Zielstachel, und im Knall war sein kurzes Schweineleben beendet. Im weichen Schnee war er versunken, und man sah ihn noch nicht einmal liegen, so klein war er! Grundsätzlich verabscheue ich „Kindermorde", aber hier siegte doch die Vernunft über die Ethik. Wieder war Ruhe eingekehrt.

Nach kurzer Überlegung (vier Sauen waren bei mir raus) wanderte das Jagdhorn an die Lippen, und ich blies das Treiben ab.

Nun mußten die Sauen versorgt werden, und ich begab mich zu den beiden zuerst erlegten Stücken. Sie waren rollierend ein Stück in die jungen Fichten vor der angrenzenden Dickung hineingerutscht und mußten dort liegen. Zwei Schweißlachen im blütenweißen Schnee bestätigten auch, daß es so gewesen sein mußte, aber von den Sauen war weit und breit nichts zu sehen.

„Sie werden noch bis in die Deckung gezogen sein, um dort zu verenden", redete ich mir ein. Zunächst folgte ich der schwächeren Fährte kriechend in die Dickung. Auf der anderen Seite war die Sau dann hochflüchtig geworden und in ein Fichtenaltholz entkommen. Schleimige Schweißfäden, die immer weniger wurden, bereiteten mir zunehmend Bauchschmerzen: Ich hatte einen Gebrechschuß produziert. Die am nächsten Morgen durchgeführte Nachsuche dauerte zwei Tage, ging kreuz und quer durch das ganze Revier und fand schließlich am in der Wundfährte verendeten Frischling ihren Abschluß. Er war, wie bei Gebrechschüssen üblich, ständig auf den Läufen geblieben.

Die zweite Krankfährte war in der Dickung nach rechts abgebogen. Die Sau hatte einen Weg überquert und saß, bereits von zwei Hunden gedeckt, in einem Lärchen/Kiefern-Bestand mit unterständigen Fichten. Ich arbeitete mich näher an sie heran, um einen Fangschuß anbringen zu können, ohne die Hunde zu gefährden. Seltsamerweise ließ der eine Hund bei meinem Erscheinen sofort von der Sau ab und suchte das Weite, während der andere sich an meine Seite schlug und kräftig Standlaut gab. Die Sau machte einen Ausfall und mein schnell hingeworfener Schuß ging ins Leere, stoppte aber den Angriff. Das Stück hatte abgedreht und versuchte sich zu entfernen. Gelegenheit für einen weiteren Fangschußversuch. Viel zu hastig abgegeben, ging auch dieser Schuß fehl, jedenfalls zeigte er keine Wirkung. Zu allem Übel ließ sich auch der Verschluß des alten 98er's nicht mehr vorschieben (Militärfertigung!) und zeigte damit an, daß mein „Pulver" verschossen war! Zum Glück kam Kollege Burkhard S. auf den immer noch anhaltenden Standlaut des Dakkels „Bertel" und beendete die kurze Nachsuche mit einer Brenneke. Er bot sich auch an, die Sau, einen Überläufer von ca. 35 Kilogramm, zu versorgen und an den nächsten Weg zu ziehen. Ich solle mich derweil um meine dritte Sau, den Winzling, kümmern.

Auf dem Weg zurück zu meinem Standplatz begleitete mich jetzt der dürrlaubfarbene Jagdterrier, der aber irgendwie anders lief als normal. Er war aus dem großen Stangenholzkomplex zu mir gestoßen und schonte seinen rechten Vorderlauf, an dessen Vorderseite ein beträchtliches Stück Fell und Fleisch fehlte und die Sehnen blank lagen. Seine Pfote schlappte bei jeden Schritt unkontrolliert nach vorn.

Zunächst vermutete ich, eine Sau habe ihn gebissen, aber spätere Röntgenaufnahmen zeigten Metallsplitter, und diese stammen gewöhnlich wohl nicht von Wildschweinen!

Ein Beweis für die sagenhafte Härte (Dummheit?) von Terriern war das erneute Anjagen des verletzten Hundes, als in unserer Nähe Hatzlaut erklang.

Meine „Westentaschensau" hatte ich mit drei Schnitten aufgebrochen und trug sie mit einer Hand im Eilmarsch zum Sammelplatz. Nach und nach waren alle Schützen eingetroffen, und jeder bestaunte meine „kapitale" Sau. Wie man so etwas überhaupt mit einer Büchse treffen könne, rätselten viele, zu denen ich allerdings auch gehörte (der Frischling wog nur 2,7 Kilogramm aufgebrochen). Zwei Frischlinge, 15 und 18 Kilogramm schwer, lagen schon auf der Strecke. Natürlich von Günter erlegt! Auf dem schmalen Erdweg kniend, konnte er recht weit in die Dickung hineinschauen, so daß er die beiden frühzeitig hatte kommen sehen. Direkt am Dickungsrand hatte er sie nacheinander mit Brenneke gestreckt. Wieder einmal hatte sich bestätigt, daß die Sauen immer die schmalsten Waldverbindungen suchen und der Erfolg an solchen Stellen fast programmiert ist.

Schnell war ein Fahrzeug zum Abholen meines Überläufers organisiert und die vier Sauen wurden zur Strecke gelegt. Mittlerweile war es dämmrig geworden, als die Jagdhörner mit „Jagd vorbei" und „Halali" den Jagdtag ausklingen ließen.

Stolz, mit unseren Brüchen am Hut, standen Günter und ich beieinander. Frotzeleien waren bei uns an der Tagesordnung, und so fragte ich den Freund laut und deutlich, warum denn so viele Schützen eingeladen waren, wo wir doch am Ende alles allein erledigen mußten!?

Ein anderer Kollege trat hinzu und betitelte uns scherzhaft als „Raffzähne", worauf Günter ihn belehrte, daß man, wenn es Brei regne, eben nur den Löffel dabei haben müsse!

Der verletzte Jagdterrier lag übrigens bereits während des Schüsseltreibens unter dem Operationsmesser eines hervorragenden Tierarztes mit eigener Tierklinik und wurde so gekonnt „zusammengeflickt", daß er schon wenige Wochen später wieder jagen konnte. Die gefundenen Metallsplitter stammten von einer Brenneke. Keiner der Schützen hatte bemerkt, wie und wo der Jagdterrier den Schuß abbekommen hatte. Auch Günter sah weit und breit keinen Hund, als er die beiden Sauen beschoß, nahm aber die Schuld auf sich, da er als einziger Brenneke eingesetzt hatte. Es war ja nicht auszuschliessen, daß der Terrier auf der abgewandten Seite an einer Sau gehangen hatte und somit vom Schützen nicht zu sehen gewesen war.

Die jagdliche Härte dieser Hunderasse wäre damit ein weiteres Mal unter Beweis gestellt sowie im weiteren Sinne eine aus grauer Vorzeit stammende Jagdweisheit unserer „Altvorderen", die ab und zu noch einmal Gewicht bekommt: „Wer Sauköppe han will, der muß Hundsköppe dranhängen!"

Die erste Ansitzsau im neuen Revier

oder

„Jagdneid" ist etwas Wundervolles!

September 1983 – Zwei Jahre waren die Sauen nun gänzlich geschont worden, und die ersten Fährten zogen wieder durch das Revier. In 1982 waren es nur einzelne, starke Sauen, die allerdings trotz Vollschonung nach kurzer Zeit irgendwo das Zeitliche segneten (gem. Bericht Buschtrommel). Freigegeben waren auch 1983 nur Frischlinge bis 40 Kilogramm. Die Toleranzgrenze sollte bei 50 Kilogramm angesetzt werden! Im Staatswald hatten wir Order, die Gewichtsgrenzen peinlich genau einzuhalten, um unserer „Vorbildfunktion" in jagdlichen Dingen nachzukommen (Originalton Obrigkeit). Gottseidank trugen auch bei uns die Sauen keine Schilder um den Hals mit den exakten Gewichten, und „errare humanum est", was gleichzusetzen ist mit: Ein „Restrisiko" bleibt immer! Das eigentlich nur als Einleitung, nun aber zu meiner Geschichte.

Die Jäger der Nachbarjagd hatten ihr Hauptquartier und ihre Kommandozentrale in der Gaststätte des schon recht betagten, aber nichtsdestotrotz etwas „sauenempfindlichen" Revierpächters.

Er selbst konnte aus Gesundheitsgründen schon lange nicht mehr an Nachtansitzen über mehrere Stunden teilnehmen, und so hatte er eine Armada „ansitz- und sauenhungriger" Gäste aus Nah und Fern um sich geschart, die helfen sollten, den Wildschaden in Grenzen zu halten.

Bei zunehmendem Mond war es immer ganz unterhaltsam, mit den Gästen ein Bierchen zu trinken, um zu

fortgeschrittener Stunde zu hören, wo die Sauen aus-
wechselten oder in die gefährdeten Maisschläge zogen.

So erfuhr ich auch, daß einer der Jagdgäste eine an-
wechselnde Sau, von vorn und mondbeschienen, für einen Dachs gehalten hatte. Seinen Irrtum zu spät bemer-
kend, verpaßte er natürlich die Chance seines Lebens (er
hatte noch keine Sau geschossen), und der Überläufer
rettete seine Schwarte in den angrenzenden Staatswald.
Aber in der kommenden Nacht sollte alles besser klap-
pen: Jeder Hochsitz sollte besetzt werden, und alles, was
eine Büchse tragen konnte, wurde mobil gemacht.

Mit scheinheiligem Gesicht weiter prostend, schwor
ich mir, bei dieser Sau mitzumischen! Ich wußte ja schließlich, wo sie herkam. Ihrem Fährtenabdruck nach war sie
mit Sicherheit „off limits", aber da sie offensichtlich doch
keine Chance zum Überleben hatte, sollte sie wenigstens
in der „richtigen Scheune" hängen. (Nicht das hier der
falsche Eindruck entsteht, ich wäre jagdneidisch, wenn
es um meine Sauen geht, aber alles muß seine Richtigkeit
haben!) Am nächsten Tag „rutschte" ich auf Händen und
Füßen durch den an das Feld angrenzenden Revierteil.
Soweit kannte ich das neue Revier schon, daß ich wußte,
wo die entsprechenden Saueinstände waren. Schwül-
warm gab sich das Wetter, und die Mücken wurden zur
Plage. Sie hatten sich wohl auch noch auf „Försterblut"
spezialisiert. Völlig zerstochen, fand ich dann doch den
ständigen Wechsel dieses Überläufers. Unweit einer wind-
unabhängigen Kanzel führte er in Richtung des mais-
geschwängerten Feldes. Dieser Magnet würde wohl auch
für die kommende Nacht stark genug sein, und die über-
dachte Kanzel sollte Ort der Tat werden!

Ein kurzes Telefonat zu Günter stellte sicher, daß im
Falle des Falles seine Kräfte für die Bergung zur Verfügung standen. Seine Zusage war selbstverständlich, zu-

74

mal es meine erste Sau im neuen Revier werden sollte und wir uns bei seinem dicken Keiler ja gegenseitige Hilfe geschworen hatten.

Gut gestärkt, machte ich mich gegen 20.00 Uhr auf die „Socken". Der Weg vom Auto bis zur Kanzel betrug ca. 300 Meter und war mit einem „Spießrutenlauf" gleichzusetzen. Tausende von Mücken begleiteten mich singend und stechend, wohl wissend, daß ich Authan und sonstiges vergessen hatte. Da ich mir vor einigen Jahren das Rauchen abgewöhnt hatte, war ich ihnen nun gnadenlos ausgeliefert.

Zu allem Überfluß zogen nun auch noch dunkle Wolken auf und deuteten kommenden Regen an. Außerdem würde das Licht knapp werden, und die Chancen schmolzen sichtlich dahin, Sieger im Duell Feld gegen Wald zu werden. Nun ja, einen Versuch war es wert, in der Hoffnung, daß die Sau nicht zu spät käme. –

Bis 22.00 Uhr tat sich eigentlich nichts. Ein paar Meisen und Baumläufer vertrieben mir die Zeit und lenkten mich von den Start- und Landeversuchen der Mückenbrigaden ab. Nur gut, daß mir deren Stiche nichts ausmachten und ich nicht unter Juckreiz litt; es wäre eine Katastrophe gewesen!

Endlich erschien ein Stück Rehwild auf der Bildfläche, zog aber, ständig in eine Richtung sichernd, zügig an der Kanzel vorbei. Das Licht wurde nun immer bescheidener, und sorgenvoll wanderte mein Blick auf das linke Handgelenk. – 22.20 Uhr.

Ein lautes Knacken, links hinter mir in einem Kiefern-Lärchen-Stangenholz, ließ mich zusammenzucken. Sau – das konnte nur Sau sein!

Zu erkennen war dort hinten nichts mehr, aber ein zweites, jetzt schon näheres Knackgeräusch gab mir die Gewißheit: Eine oder zwei Sauen waren im Anmarsch!

Wenn sie den Wechsel hielten, müßten sie über eine kleine Wildwiese unterhalb der Kanzel. Dort reichte das Licht gerade noch zum Ansprechen aus. Zwei dunkle Klumpen schoben sich nun auf die Wiese. Das Glas war längst an den Augen: zwei Überläufer, ziemlich gleich stark!

Jetzt trennten sie sich: Einer zog über die Wiese in ein Buchenaltholz, Richtung Feld; unerreichbar für mich – der andere schwenkt etwas nach rechts und zog in meine Richtung. Einer ins Töpfchen, einer ins Kröpfchen; das „Duell" würde wohl unentschieden ausgehen! Zu sehen war nichts mehr von der Sau, aber hören konnte ich sie in regelmäßigen Abständen.

Weitere 20 Minuten waren vergangen, das Knacken wurde lauter und kam beständig näher. Ein dunkler Schatten gegenüber am Altholzrand, kaum 40 Meter entfernt. Das Fernglas wanderte an die Augen: Es war der Überläufer, gerade noch zu erkennen. Ob das Licht noch reichte für einen sicheren Schuß?

Der zusammengefaltete Lodenmantel, ungebraucht ob der Schwüle, lag schon seit einiger Zeit als Polster auf der Kanzelbrüstung. Langsam den alten Repetierer, 8 x 57 IS, auf dem Mantel vorschiebend, ließ ich den dunklen Klumpen keine Sekunde aus den Augen. Das starke Zielfernrohr 8 x 56 leistete jetzt gute Dienste.

Der Schatten der Sau war gut zu erkennen, hinten und vorne war dank der Bewegung klar, oben und unten mußte ich mir selber einrichten. Aber sie zog und zog und wurde immer flotter. Notbremse ziehen: Ein kurzer Zischlaut (eigentlich sollte es ein Pfiff werden), ein kurzes Verhoffen der Sau, und der Schuß war raus! Der grelle Feuerblitz blendete mich total.

Krachen der davonstiebenden Wutz! Dann ging alles in einem schlagartig einsetzendem Rauschen unter: Es regnete – und wie!

Durch den Regen hindurch war mir so, als ob noch ein schweres Brechen zu hören war. Ich konnte mich auch getäuscht haben. Der starke Regen rauschte nur noch um mich her und egalisierte alle Geräusche.

Die Anspannung fiel langsam von mir ab, aber die Ungewißheit blieb. Ein Blick nach der Zeit: genau 23.00 Uhr. Jetzt noch zehn Minuten warten; eine Ewigkeit!

Runter von der Kanzel, Anschuß suchen! Natürlich, wie so oft, hatte ich die Taschenlampe zu Hause vergessen und war somit blind wie ein Maulwurf. Mittlerweile war es stockdunkel, und es blieb nur noch der Weg nach Hause. Meine Frau empfing mich an der Tür; sie hatte meinen Schuß gehört und fieberte schon. Es irritierte mich nur ihre Frage, ob ich zweimal geschossen hätte. Mein Schuß klang so komisch langgezogen!

Schnell wurde das Telefonat mit Günter geführt: „Sie liegt, ja und nein, nicht am Anschuß, aber sicherlich doch gleich, vielleicht doch nicht!?" Seine Antwort: „Bin in 10 Minuten bei dir." Und aus dem Hintergrund seine Frau: „Ich komme mit!"

Warten, voller nagendem Zweifel. Eigentlich warst du gut drauf, eigentlich müßte sie liegen, eigentlich, eigentlich ...!

Endlich Scheinwerferlicht auf dem Hof, da waren sie. Unsere Frauen wollten zu Hause auf uns warten, sie hatten sich immer viel zu erzählen (das ist bis heute so geblieben). Wir beide machten uns auf den Weg, diesmal mit Taschenlampen ausgerüstet. Die Dackelhündin und die Schweißleine waren mit von der Partie. – Wer weiß, wer weiß? – 23.45 Uhr! Wir standen wieder am Anschuß.

Nichts! Hier nichts – und dort nichts! – Vorsichtshalber hatten wir die Dackeldame schon zum Anschuß mitgenommen. Beim Anblick der Schweißleine wußte sie bereits, was Sache war. Günter wollte sie führen. Aber es kam anders: Sie führte Günter! – und zwar in jede Ecke, die sie interessierte, besonders auf Rehwildfährten. Mittlerweile hatte der Regen wieder aufgehört, und die Schwüle wurde noch unerträglicher. Auch die Mücken stellten sich wieder ein und trieben ihr blutrünstiges Spiel. Nach weiteren zwanzig Minuten waren Günter und der Dackel wieder da. Nichts!

Ich mußte insgeheim lächeln: Ich kannte meine Dakkeldame, sie war ein Schlitzohr! Günter gab sie mir zurück, mit den Worten: „Versuch du dein Glück, mich 'denst' (zieht) sie hin und her." Ein kurzer Dreh am Behang, um die Dinge wieder ins Lot zu bringen, energisches Anrüden, und sofort lag die Dame fest im Riemen. Zielstrebig und sehr flott ging es voran. Aber trotz Taschenlampenschein war nirgends Schweiß zu erkennen.

Fluchend um sich schlagend, ging Günter einige Meter hinter mir, ebenfalls mit einer Taschenlampe bewaffnet. Er hatte es etwas bequemer als ich, da er sich nicht auf den Hund und auf Hindernisse konzentrieren mußte, riß mich doch sein leiser Ruf zusammen: „Hier, Schweiß!" Wir hatten etwa 80 Meter vom Anschuß zurückgelegt, und nach weiteren 50 Metern standen wir an der längst verendeten Sau. Ein Überläufer, genau 40 Kilogramm und etwas mehr. Einschuß Mitte Blatt, kein Ausschuß!

Günter hatte sich unterwegs schon einen Fichtenzweig eingesteckt, den er mir jetzt feierlich überreichte. Sein Händedruck war dabei nicht von schlechten Eltern und signalisierte: Das war sicherlich nicht das letzte Mal in deinem neuen Revier!

Wir setzten uns neben die Sau, hatten die Dackeldame zwischen uns und genossen die Gunst der Stunde. Totenstille um uns herum. Die Erde dampfte, und durch die Schwüle hatten wir keinen trockenen Faden mehr am

Leib. Die Mücken wurden immer angriffslustiger und umsirrten uns zu Tausenden. Wir merkten nichts von allem, schwiegen, und jeder hing seinen Gedanken nach. Meine erste Sau im neuen Revier! Auf diese Wutz würden alle heute Nacht vergeblich ansitzen. Aber sie konnten ja nach Hause gehen, sie hatten sicherlich meinen Schuß gehört! Die Mücken wurden uns nach kurzer Zeit dann doch zu lästig, und ich beeilte mich mit dem Aufbrechen und Versorgen.

Dann kam der nächste Kraftakt: Wir mußten den Überläufer zum nächsten Weg ziehen, und der war gut 300 Meter entfernt! Findig, wie wir waren, wurde die Schweißleine halbiert (zusammengelegt, nicht zerschnitten!), eine Schlaufe gemacht, um das Gebrech gezogen, über die Schulter gelegt, und schon waren wir „Zugpferde". Bereits nach wenigen Metern merkten wir, wo so eine tote Sau überall hängen bleiben konnte: hier ein Baumstumpf, da ein Ast, dort ein Busch Heidekraut oder eine Radspur. Auch dieses Problem wurde kurzfristig gelöst, indem wir näher an die Sau herantraten, jeder einen Vorderlauf in die Hand nahm und zog, wobei die Schweißleine über der Schulter von der anderen Hand stramm gehalten wurde, um das Gebrech etwas anzuheben. Das war das „Non plus ultra"!

Ab und zu ging uns die Puste aus, und die Schwüle schaffte uns, aber irgendwann waren wir am Weg und beim Auto. Am Forsthaus angekommen, war es mittlerweile 1.30 Uhr, und unsere Frauen hatten immer noch Gesprächsstoff!

Schnell war die Sau luftig aufgehangen, von unseren besseren Hälften begutachtet, Hände gewaschen, Hund versorgt – und rein in die gute Stube. Wir hatten beide unseren gesamten Flüssigkeitshaushalt im Wald zurückgelassen und verspürten einen unbändigen Durst. Ein

Bier, ein Weinbrand und Waidmannsheil – Waidmanns-
dank, ein Weinbrand, ein Bier! Wir waren schnell, durstig
und zufrieden mit uns, und um 4.30 Uhr begann es langsam zu dämmern. Auch unser Gesprächsstoff hätte noch
lange gereicht, aber schließlich setzte langsam die „Göt-
terdämmerung" ein. Zum Glück waren unsere Frauen
nüchtern geblieben, und so war wenigstens ein Chauf-
feur einsatzbereit.

Im Laufe des nächsten Tages zeigte ich mich dann auch
noch einmal im „feindlichen" Hauptquartier, um „Werk-
spionage" zu betreiben. Scheinheilig erkundigte ich mich
nach dem Ansitzergebnis der letzten Nacht.

Man hatte einen Überläufer vorbeigeschossen, genau
um 23.00 Uhr! Zur gleichen Zeit war auch mein Schuß
gefallen! Keiner hatte den Schuß des anderen gehört, nur
meine Frau bemerkte vom Forsthaus aus den winzigen
Zeitunterschied, den sie aber nicht genau deuten konnte.

Ich ließ dann die Katze (Sau) aus dem Sack und erzählte ihnen von meiner Sau. Es wurde ein furchtbares
Besäufnis, weil Jagdneid im Grunde doch etwas Wundervolles sein kann!

Mond

Im Wolkenmeer versteckt,
nimmt er stetig an Größe zu.
Weckt leise die Leidenschaft vielfältigster Art,
steigert jagdliche Sehnsucht und Verlangen.
Fordert immer wieder des Jägers Blick zum Himmel:
Morgen Nacht ist es soweit!

Bereit zum Tausch zwischen Bett und Brett,
zwischen Wärme und Frost auf alten Gestellen,
schwankend zwischen Liebe und spannender Erwartung:
Werden sie auch kommen, die schwarzen Gesellen?

Fünf Nächte des Harrens bei bestem Licht
und seinem Fülle versprechenden Lächeln
bei kreisrundem, hellem Gesicht.
In der sechsten Nacht – schon wird er wieder kleiner,
verdunkelt sein Licht das Wolkenmeer.
Es türmt sich auf, wird dunkel und schwer,
verhängt noch mit Regen die letzte Sicht.

Die Nacht beginnt sich fast schon zu neigen,
als quiekend und grunzend die Sauen sich zeigen.
Zu erkennen ist selbst die größte nicht,
das Ohr nur allein hat den Jagderfolg.

Endlich reißt es die Wolken auf, es zeigt sich das Licht.
Die Sauen sind satt und schon lange weiter!
Der Nimrod bedauert's doch er lächelt heiter.
„Das nächste Mal!" raunt jeder Lichtstrahl wie gewohnt,
und der Jäger träumt wieder vom neuen Mond!

Die „Selbstaufbrechende Sau"
oder
Wunder gibt es immer wieder!

Der Ansitz auf Sommersauen ist immer mit einem gewissen Risiko verbunden. Aber wenn der wunderschön stehende Wildacker mit seinem Milchhafer in Gefahr gerät, in seinen Urzustand zurückverwandelt zu werden, steigen doch unaufhaltsam die Gelüste, einen der „Schwarzarbeiter" zu erlegen. Für uns als Beute, den Sauen zur Mahnung!

So ging es auch Günter, der das „Siechtum" seines Wildackers nicht länger mit ansehen mochte. Insgeheim erhofft, sollte hier ja doch die eine oder andere Wutz in die richtige Scheune geholt werden, aber nicht bei diesen hochsommerlichen Temperaturen.

Strafe mußte sein, und so saß Günter schon recht früh am Abend an diesem besagten Wildacker an der Haubenwiese. Diese wiederum lag unterhalb der Mottener Haube, einem Berg mit einem Aussichtsturm, der die Landesgrenze zwischen dem preußischen Hessen und dem Freistaat Bayern bildet. Deshalb handelte es sich häufig bei den hier auftauchenden Sauen um illegale Grenzgänger ohne gültiges Visum, denen auch in „polizeilicher Funktion" nachgestellt werden mußte.

Die hohe Kanzel bot einen herrlichen Ausblick in das freie Land über den Hessischen Landrücken. Manchmal konnte man vergessen, warum man hier eigentlich saß. Große Buchennaturverjüngungsflächen verschiedener Altersgruppen umschlossen die ca. ein Hektar große Wildwiese. Um 22.30 Uhr wurde Günter durch ein lautes Krachen oberhalb des Wildackers aufgeschreckt. Zu laut für

Rehwild; dort mußten Sauen kommen! Die Buchenrauschen verdeckten bis kurz vor die Wildwiese die Sicht, aber ein erneutes Krachen gab Gewißheit: Es mußte eine ganze Rotte sein, die dort anwechselte! Ihr Ziel war mit großer Sicherheit der kleine Wildacker im Zentrum der Wildwiese!

Der erste schwarze Klumpen schob sich bei noch recht gutem Licht auf die Wiese. Verhoffte, prüfte den Wind und zog dann im flotten Troll quer über die Wiese auf den Wildacker und begann sofort sein zerstörerisches Werk. Hinter der ersten starken Sau, vermutlich der Führungsbache, ergoß sich, im wahrsten Sinne des Wortes, eine Flut von Sauen aller Größenordnungen auf die Wiese.

Grunzend und quiekend, eine die andere überholend, stürzte sich die Armada in den Wildacker. Bis achtzehn hatte Günter mitzählen können, es konnten auch gut zwanzig gewesen sein. Ein Konzert von Schmatzen, Grunzen, Raufen und Klagen begleitete das schwindende Licht. Es wurde höchste Zeit einzugreifen, denn ließe man sie gewähren, wäre der Wildacker nach einer Nacht nur noch ein schwarzes Loch und die Arbeit für dieses Jahr vergeblich gewesen.

Der Drilling lag schon schußbereit auf der Kanzelbrüstung, und Günter wartete auf seine Gelegenheit. Diana war ihm an diesem Abend wohl gesonnen (sie ist unter Umständen manchmal ein eigensinniges Biest!), und ein Überläufer verließ den Wildacker und trollte ein Stück in die Wiese hinein. Ein Keilerchen!

Der Zielstachel stand fest auf der ziehenden Sau, und als sie etwas langsamer wurde, hatte Günter auch schon die Kugel „fliegen" lassen. Der scharfe Knall rollte den Hang hinunter und wurde von der Geräuschkulisse der unterhalb des Berges verlaufenden Autobahn aufgesogen.

84

Die beschossene Sau hatte kurz mit einem Ruck gezeichnet und dann die Wiese hochflüchtig überquert. Günter konnte sich gerade noch die Stelle am Bestandsrand merken, an der sie verschwunden war, um später für die Nachsuche einen Anhaltspunkt zu haben.

Über Nacht sollte sie nicht draußen liegen bleiben, denn die Gefahr des Verhitzens war groß, und er war vom sauberen Sitz der Kugel überzeugt.

Die restliche Rotte spritzte nach dem Schuß auseinander und hatte sich in die Deckung der angrenzenden Naturverjüngungsflächen gerettet. Knacken und Krachen verriet von ihren Bemühungen, die Rotteneinheit wieder herzustellen. Leitsignal hierfür war das aufgeregte und laute Blasen der Führungsbache. Nach zehn Minuten war wieder Ruhe eingekehrt. Totenstille lastete über dem Land.

Die Dämmerung war jetzt gänzlich zur Neige gegangen, und nur die Taschenlampe konnte noch ein wenig „Licht in das Dunkel" bringen. Längst war Günter am Anschuß! Niedergetretenes Gras zeigte deutlich die Fluchrichtung der Sau. Aber weit und breit kein Schnitthaar, kein Tröpfchen Schweiß. Nichts! Auch in der Fluchtfährte kein einziger Tropfen Schweiß! Günter war jetzt doch über den Sitz des Schusses unsicher geworden und merkte wieder einmal, daß eine Taschenlampe eben nur ein unzureichender Ersatz für das Tageslicht ist. Mittlerweile war es 23.30 Uhr geworden, und er beschloß, mit dem ersten Licht wieder draußen zu sein, um die Sau zu suchen.

Um 5.30 Uhr stand Günter wieder am Anschuß. – Aber auch bei ausreichendem Tageslicht war weit und breit kein Schweiß zu entdecken. Noch war die Fluchtfährte der Sau im tiefen Gras zu erkennen, leicht mit Tau überzogen. Am Bestandsrand dann der erste, erlösende Schweißtropfen!

Einige Meter weiter wieder einer! Es wurden immer mehr. Hellroter Lungenschweiß: Die Sau mußte liegen!

Jetzt konnte Günter einem richtigen Schweißband folgen, überquerte den Zufahrtsweg zur Wiese, verschwand in Buchenrauschen. Der Schweiß wurde immer mehr – die Sau mußte gleich hier irgendwo liegen. – Was war das denn!?

Hinter einer kleinen Buchenjungwuchsgruppe fand Günter eine große Schweißlache, mitten darin den Aufbruch einer Sau. Die Leber, von der Gallenblase befreit, daneben Herz und Nieren, fein säuberlich aufgereiht: das Werk eines Pedanten!

Man hätte ihn mit einer Nadel stechen können, es wäre kein Tropfen Blut gekommen! Unfaßbar, was er hier vor sich sah! Ratlosigkeit breitete sich aus. Was hatte sich hier abgespielt? Wo war eigentlich die Sau? Eine Schleifspur gab Aufschluß! Ein paar Meter weiter lag sie, auf einen Stein gezogen und bereits völlig ausgeschweißt und ausgekühlt. Den Spuren nach war ein Fachmann am Werk gewesen, denn die Sau konnte sich ja schlecht selbst aufgebrochen haben!

Günter mußte sich erst einmal auf einen Stein setzen und das Dargebotene verdauen. Was war hier passiert? Die Sau konnte keine Anwort darauf geben, und so blieben alle Fragen unbeantwortet! Nachdenklich zog er die Sau zum Auto, wuchtete sie in den Kofferraum und fuhr zum Forsthaus zurück. Der Gedanke an einen „stillen Teilhaber" ließ ihm keine Ruhe mehr. Das Frühstück schmeckte kaum, und in Gedanken versuchte er sich vorzustellen, wie eine Sau sich selbst aufbricht, wobei die beste Phantasie ihre Grenzen erreicht. Natürlich mußte ein Dritter im Spiel gewesen sein! – Aber wer?

Des Rätsels Lösung kam dann am Mittag per Telefon. Sein Mitjäger, Ingolf B., der auch die Wildäcker bestellte und die Wildwiesen mähte, war noch in der Dunkelheit zur besagten Haubenwiese gefahren, um sie vor der Arbeit zu mähen. Auf dem Zufahrtsweg zur Wiese hatte er im Scheinwerferlicht zufällig die Schweißfährte entdeckt und als Lungenschweiß erkannt. Aus Neugierde war er der Fährte mit der Taschenlampe in der Hand ein Stück gefolgt, hatte die längst verendete Sau gefunden und versorgt, dabei schmunzelnd an das Gesicht des Erlegers gedacht, wenn dieser schließlich an der Sau stand.

An Mähen war an diesem Morgen nicht mehr zu denken, und um die Spannung noch zu erhöhen, beschloß er, das Rätsel erst um die Mittagszeit aufzulösen.

Gerade noch zur rechten Zeit, denn Günter begann langsam daran zu glauben, daß es bei der Jagd immer wieder mal Wunder gibt.

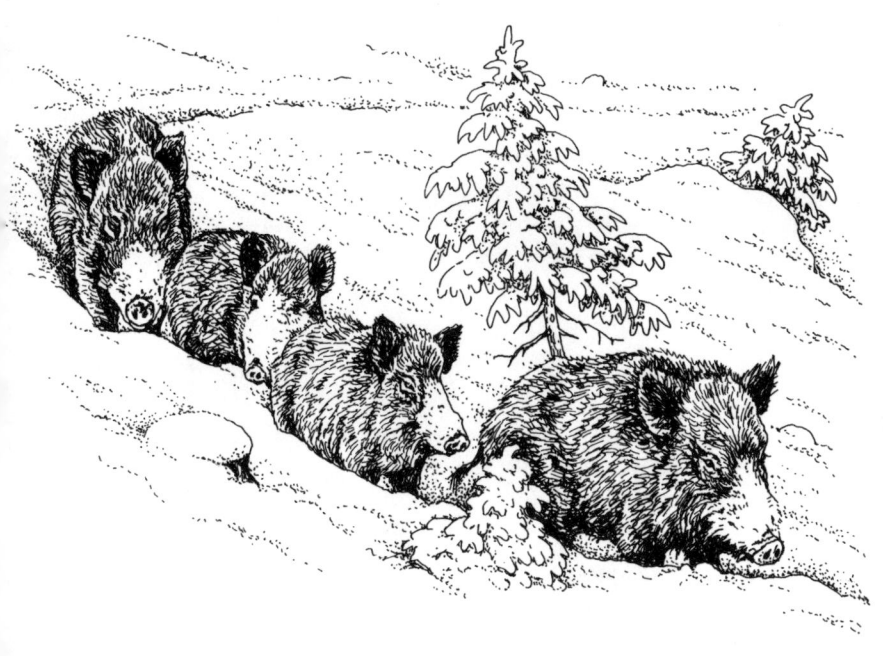

Nachsuche nach „Alter Väter Sitte"

oder

Schweißhunde sind auch nur Menschen!

Winter 1985/86 – Schnee gab es nur ab und zu, und Sauen waren selten. Schneereste zierten den Wald, Tauwetter war angesagt. Eine Rotte Sauen hatte sich, wohl aus dem Spessart herangewechselt, in das Revier verirrt. Wenn auch wenig Schnee lag, war doch klar, daß sie in einer Fichtendickung steckten. Diese Dickung hatte es allerdings in sich: Sie war ziemlich groß, sumpfig und bürstendicht. Zu allem Überfluß lag gleich daneben noch eine Eichendickung von mehreren Hektar Größe.

Der übliche Treffpunkt: 14.00 Uhr, Forsthaus Oberkalbach. – Alles, was eine Waffe tragen konnte, war gekommen. Immerhin steckten acht Sauen in der Dickung, und die Abstände zwischen den einzelnen Saujagden waren groß. Viele der Eingeladenen hatten auch wenig Gelegenheit, auf Schwarzwild zu jagen, und so waren wir ein recht ansehnlicher „Haufen".

Einige hatten ihre Stöberhunde mitgebracht, drei Waldarbeiter sollten treiben (mehr durften es nicht sein: die Löhne, die Löhne!), und meine Frau, als passionierte Treiberin, war auch mit von der Partie. Sie hatte sich auf das Ausgehen von Saufährten spezialisiert und schlug in dieser Disziplin so manchen Stöberhund. Und wehe, es kam einer vor ihr an den Kessel, der konnte etwas erleben! In der Dickung gehörten die Sauen ihr, außerhalb durften die Schützen mit ihnen machen, was sie wollten. Kurze Begrüßung und Ansprache durch einen jungen Forstoberrat, der noch nicht lange bei uns im Forstamt sein „Unwesen" als stellvertretender Chef trieb. Jagdliche Passion und jugendlicher Schwung waren ihm anzumerken, aber nichts desto trotz blieb vorsichtshalber die Organisation noch mit in meinen Händen. Freund Günter sollte mir helfen, die Schützen anzustellen, da er sich in meinem Revier auskannte.

Das Anstellen verlief schnell und leise; wir hatten schon genug Lehrgeld bezahlt und die Sauen von hinten gesehen! Die Feldseite der Dickung wurde durch einen Hochsitz abgesichert, auf den ich meinen geschätzten Jagdfreund, Christoph H., postierte. Leider hat auch er wenige Jahre später, viel zu früh, das Zeitliche gesegnet.

Der folgende Ablauf der Jagd ist schnell geschildert: Anblasen, Hunde und Treiber rein, Sauen raus, viele Schüsse, alle vorbei, und Abblasen, nein, nicht ganz!

Der Hochsitzschütze, Christoph H., hatte am Feldrand eine Sau beschossen und sie wohl auch getroffen. Sie lag aber nicht, sondern war zurück in die Dickung geflüchtet und nirgends mehr aufgetaucht. Was lag näher, als den Dickungskomplex noch einmal durchzudrücken. Gesagt, getan – nichts!

Keine kranke Sau, kein Hund der Standlaut gab, selbst meine Frau mit ihrem Spürsinn versagte. Die Zeit rannte uns davon, und die Dämmerung beendete unsere Bemühungen. Freiwillige vor, für die morgige Nachsuche! Aber wer opfert schon gerne einen Urlaubstag?

Da für uns auch diese Arbeiten zum Dienst gehören, hatten sich schnell fünf Kollegen gefunden, die sich um 9.00 Uhr treffen wollten. Die Nachsuche selbst hatte sich der junge Forstoberrat vorbehalten, zumal er einen Hannoverschen Schweißhund besaß (er war aus einem Rotwildforstamt zu uns versetzt worden) und für selbigen nun Arbeit suchte. Wir hatten ja außer ein paar Sauen nur Rehwild und Hasen zu bieten, aber davon dann auch recht viele (damals!). Die vorsichtige Frage nach der

Rehwild- und Hasenreinheit des Hundes wurde unter vorwurfsvollen Blicken gar nicht erst beantwortet. So etwas war für einen Hannoverschen eine Selbstverständlichkeit!

Rehwildrein in einem Rotwildgebiet war hoffentlich auch rehwildrein, wenn Rehe in geschlossenen Formationen auftraten. Mein Hasenbesatz war auch nicht von schlechten Eltern. Wir würden es sehen.

9.00 Uhr – alle waren versammelt. – Ein kraftstrotzender Forstoberrat mit einem ebensolchen Schweißhund führte die Korona an. Der Anschuß wurde noch einmal gründlich untersucht, und die Meinungen tendierten zu einen Keulenschuß, der eventuell noch etwas Weiches gepackt hatte. Die Sau mußte zu finden sein! Der Fährte nach hätte es ein Überläufer sein sollen, so um die 40 Kilogramm.

Die ganze Nacht hatte Tauwetter vorgeherrscht, und der Schnee war bis auf Restflecken verschwunden. Da die Dickung auf zwei Seiten an das Feld anschloß, gingen wir davon aus, daß die Sau nicht auf die freie Flur wechseln würde, und verzichteten auf ein Abstellen des Feldrandes. Ein parallel zur Dickung verlaufender Erdweg lud geradezu zum Abstellen ein, so daß wir uns gemütlichen Fusses immer auf der Höhe des Nachsuchengespannes bewegen konnten. Wir „Abgestellten" hörten, wie der Schweißhund am Anschuß angerüdet wurde, und die Suche begann.

Ganz langsam arbeitete sich der „Hirschmann" voran. „Schweiß hier" hörten wir aus der dichten Fichten-Wüste, mit Faulbaum und meinem Lieblingsgewächs, der Birke.

Beide Baumarten waren hier so zahlreich vertreten, daß schnell Stückzahlen jenseits der 30 000 je Hektar zusammen kamen. Nun ja, unser Gespann würde es merken.

Der erste Hase kam aus der Dickung „gewitscht", erkannte uns als Feinde, schlug einen Haken, und war wieder im Dichten verwunden. Ebenso „trieben" es zwei Stück Rehwild. In der Dickung mehrten sich lautstarke Flüche über die unmenschliche Anzahl von Bäumen. Den Geräuschen nach mußte die Fluchtfährte der kranken Sau in unsere Richtung gegangen sein: Das Gespann kam näher!

Alles braucht seine Zeit, und so dauerte es etwas, bis der bildhübsche hirschrote Hannoversche Schweißhund seinen edlen Kopf aus der Dickung streckte. Er nahm von uns „Fußvolk" keinerlei Notiz, sondern arbeitete ruhig und hochkonzentriert die Rehwildfährten zurück in die Dickung!

Mein Nachbarschütze war Günter, und ein breites Grinsen wurde ausgetauscht. Einmal Pharisäer zu sein, tat doch recht gut. Wir konnten uns ja auch geirrt haben, denn was nicht sein durfte, konnte ja schließlich nicht sein! Oh, welch tiefe Kluften taten sich da auf?

Jetzt erschien auch schon unser Forstoberrat: naß, verschwitzt, zerkratzt und nicht mehr ganz so kraftstrotzend. „Mein Hund ist wohl etwas abgekommen (vom Pfad der Tugend?) und bögelt sich wieder ein", war sein Kommentar, und er verschwand an der langen Leine wieder im Dickicht. Ach nein, nicht an der langen Leine – die hatte er ja vergessen! Es war eine auseinandergebröselte normale Führleine, immerhin so an die drei Meter lang. Welch eine Erniedrigung für einen Hannoverschen Schweißhund! – Langsam entfernten sich das Fluchen und die innige Zwiesprache zwischen Herr und Hund. Ob er wohl wieder auf dem rechten Weg war?

Abermals kam jetzt Rehwild aus der Dickung, überfiel den Erdweg und wechselte in den angrenzenden Eichenjungwuchs. Zwei Hasen nahmen den gleichen Weg.

Am unteren Dickungsende verließen eilig drei Stück Reh-wild die Fichten und verschwanden in hohen Fluchten. Die Uhr zeigte mittlerweile elf, und die Suche begann sich mehr und mehr im Kreise zu drehen. Jetzt erschienen beide, Herr und Hund, an der Stelle, an der das Rehwild ausgewechselt war. Irgend etwas stimmte hier nicht, er war ja schließlich rehwildrein!

Eine weitere Stunde verging, in der wir uns allmäh-lich die Beine in den Bauch standen. Lediglich aus-wechselndes Rehwild, mittlerweile mußten es so an die zehn Stück gewesen sein, vertrieb uns etwas die Zeit.

Der Ruf „Schweiß" ließ uns alle zusammenfahren. Sie hatten doch tatsächlich wieder die Wundfährte gekreuzt und dabei auch noch Schweiß entdeckt.

Ein „Hoch" dem Hannverschen Schweißhund und na-türlich auch seinem Führer! Die Hoffnung, der kranken Sau nun ein Stück näher zu kommen, war zwar damit größer geworden, aber nachdem der Hund erneut auf der Fluchtfährte des Rehwildes erschien, sogleich wieder auf den Nullpunkt abgesunken. Herr und Hund schienen etwas entnervt zu sein; so konnte man jedenfalls das kur-ze Aufjaulen des Schweißhundes in der Dickung inter-pretieren.

Als erneut ein Hase hochgemacht wurde, und der „Hirschrote" auch diese Spur aufnahm und arbeitete, wurde eine allgemeine Pause angeordnet. Eigentlich wa-ren wir Vorstehschützen nicht sonderlich abgearbeitet, eher durchgefroren; aber Pause ist Pause! Sie hatte ja schließlich auch noch die Aufgabe, Herrn und Hund Ge-legenheit zur inneren Einkehr und Versammlung zu ge-ben. Ein paar Wurstbrote wurden aus den Jacken- und Hosentaschen hervorgezaubert und sollten der Stärkung der Jäger dienen, kamen aber doch dem Schweißhund aufgrund seines treuen und hungrigen Blickes zugute.

Danach merkte man ihm sogleich an, daß es weitergehen durfte, denn er wedelte stark mit der Rute. Lustig, dieses „Kreislaufen" mit Herrchen, nur daß hier das Rotwild so klein war!

Eine neue Runde wurde eingeläutet, und krachend verschwand unser Gespann im dichten Busch. Die Mittagszeit war schon lange überschritten, als wir endlich am Ende der Dickung, kurz vor einem Fichtenstangenholz, zuerst den Hund und dann auch den völlig zerzausten und durchnäßten Hundeführer zu sehen bekamen. Ausser den beiden fanden wir auch einige an Altgras abgestreifte Schweißtropfen, genau am Dickungsrand. Im weiteren Sinne – und mit etwas Humor – fiel einem dabei der Begriff „Rehabilitation" ein. Der Hund hatte zeitweilig also doch richtig gelegen, nur sein Führer schien manchmal nicht so ganz im Bilde zu sein!

Unser stellvertretender Amtsleiter schaute auf die Uhr und erschrak: schon zwei! Er habe einen wichtigen Termin, den er unbedingt wahrnehmen müsse.

Sprach's, schritt zur nächsten Fichte, leinte dort seinen Hannoverschen an und verabschiedete sich mit der Erklärung, daß er in zwei Stunden wieder hier sei und dann die Nachsuche weiterginge! Wir müssen reichlich dumm ausgesehen haben, mit unseren ungläubigen Gesichtern, aber man lernt ja nie aus. Das „gewisse Etwas" in unseren Blicken veranlaßte den jungen Mann noch einmal nachzufragen, ob noch etwas sei. Und ob noch „etwas" war!

Ich hatte meine Stimme wiedergefunden, Günter lachte nur schallend. Er könne getrost seinen Hund mit auf das Forstamt nehmen, und ich würde ihm morgen telefonisch den Ausgang der Nachsuche mitteilen. Wir wollten derweil die Suche nach „alter Väter Sitte" fortsetzen, nach der man in der Rhön schon so manches Stück Wild vor dem Verludern gerettet habe. Nun bewunderten wir sein verdutztes Gesicht, denn diese Methode war ihm nicht geläufig. Er bat um Aufklärung, was es mit dieser Sitte auf sich habe. Eigentlich wußte ich es auch nicht! Nur soviel, daß man hierbei auch ohne Hund zum Stück fand, wenn die richtigen Leute zusammenarbeiteten.

Unser Forstoberrat war zwar nicht zufrieden, weder mit sich noch mit uns, nahm aber seinen Hund und ging. Noch einmal eine kurze Pause und „Kriegsrat".

In dem Fichtenstangenholz und dem Altholz dahinter würde die kranke Sau sicherlich nicht stecken. Das Nachbarrevier war nicht mehr allzu weit entfernt, mit einem sehr nassen, fast moorähnlichen Gelände. Dorthin war schon manches kranke Stück gezogen, um in den Moorgräben zu verenden. Einen weiteren Vorteil hatte dieses Gelände: Schnee hielt sich dort viel länger als in anderen Waldteilen und würde uns die Nachsuche erleichtern.

Die Schützen wurden alle auf dem Grenzweg postiert! Auf Händen und Knien begannen Günter und ich zu suchen. „Hier ist ein Tröpfchen Schweiß, such' mal etwas vor, ich bleib' solange bei dem Schweiß." Günter suchte mit „tiefer Nase" vor, ein paar Meter nur, dann hatte auch er einen Schweißtropfen entdeckt. Jetzt suchte ich wieder vor. Hier, ein Fährtenabdruck in einem kleinen Schneerest. Dann war der Freund wieder an der Reihe und versuchte, ein paar Meter weiter Anschluß zu gewinnen. So kämpften wir uns Meter für Meter vorwärts. Manchmal mußten wir zurückgreifen, wenn die Sau einen Schlenker gemacht hatte.

Allmählich näherten wir uns dem Grenzweg. Wie vorausgeahnt – was nun? Mit dem Pächter des Nachbarreviers hatte ich zwar ein sehr gutes Verhältnis, an dem mir viel lag und „Prokura" für Nachsuchen, aber ohne sein Wissen mochte ich nichts unternehmen. Ich wollte erst ins Forsthaus fahren, um schnell zu telefonieren und dem Revierpächter oder einem seiner Mitjäger Bescheid zu geben. Die kleine Mannschaft sollte sich in der Zwischenzeit in dem Moorwald vorstellen. Ein Schütze sollte auf dem Weg auf mich warten.

Wie immer in solchen Fällen stand das Auto weit entfernt. Bei dem Eilmarsch dorthin kam ich dann auch richtig ins Schwitzen. Telefonisch erreichte ich lediglich die Ehefrau des Pächters, der im Nachbardorf wohnte. Ich schilderte ihr die Sachlage mit der Bitte, diese doch ihrem Manne mitzuteilen. Den Ausgang der Suche würde ich am Abend fernmündlich durchgeben.

Wieder zurück auf dem besagten Grenzweg, stand dort Kollege und Freund Ewald B. und wartete auf mich. Jetzt war schon fast der ganze Tag vergangen und viel Zeit verplempert worden. Da die anderen alle auf ihren Posten standen, suchten wir gleich an.

In den Schneeflecken ging es nun erheblich leichter, aber die Sau konnte hier überall stecken. Vorsichtig pirschten wir auf der jetzt gut sichtbaren Wundfährte voran. Die Gewehre hielten wir nun in der Hand, jederzeit bereit für einen schnellen Schuß. Schweiß war auch verstärkt zu finden; die Sau konnte nicht mehr weit sein. Hin und her ging die Krankfährte, fast schon Widergänge. Vor uns jetzt ein kleine Moorlinse ohne Baumbewuchs; rechts ein paar tief beastete Fichten, davor ein Wassergraben.

Ein dunkler Klumpen, mitten im Wassergraben erregte meine Aufmerksamkeit: War das die Sau? Halbherzig nahm ich die Bockbüchsflinte hoch, schaltete auf Brenneke, als sich der Klumpen urplötzlich in Bewegung setzte! Mehr eine „Schreckreaktion" als nüchternes Handeln, flog die Waffe an die Backe. Im weichen Untergrund den Halt verlierend, kippte ich nach vorn und riß dabei den Abzug durch. Der Schuß war fast unbeabsichtigt heraus, und um so erschrockener war ich, daß die Sau nach vorne rollierte und schlegelnd in den Wassergraben zurückrutschte.

Saudusel, oder hatte Diana ein Einsehen? – Einen Moment warteten wir, dann standen wir an der verendeten Sau. Der erste Schuß saß, wie angenommen, auf der Keule. Mein Schuß war seitlich, spitz von hinten, in den Brustraum eingedrungen und hatte die Sau von ihren Qualen erlöst. Jeder ist froh, wenn Nachsuchen erfolgreich beendet werden können, und so kam mein Durchatmen tief aus dem Inneren: Ich war zufrieden! Mein lauter Ruf: „Sau liegt", ließ nach und nach die anderen Schützen auftauchen. Allen stand die Erleichterung über den Ausgang der Nachsuche ins Gesicht geschrieben, und Günter drückte mir stumm die Hand zum „kleinen Waidmannsheil", dann meinte er, daß man mit der „Sitte der alten Väter" doch recht weit käme, wenn man nur verbissen genug suche.

Schnell war die Sau aufgebrochen und dank vieler Hände bis zum Auto gezogen. Ein Kollege mußte leider nach Hause, die anderen lud ich zum Umtrunk und zu einer „Rhöner Brotzeit" ins Forsthaus ein, was dankbar angenommen wurde.

Helmut R, den Reviernachbarn, erreichte ich per Telefon und schilderte ihm die Nachsuche. Spontan schenkte er die Sau dem Nachsuchenteam als Belohnung. Diese wurde mit der Freude über die Anerkennung unserer Arbeit dankbar angenommen.

Das wär's dann eigentlich gewesen. – Ach nein, eines blieb noch: das Telefonat am nächsten Morgen mit dem Forstamt. Unser Hundeführer war sehr geknickt, und ich mußte ihn damit trösten, daß Schweißhunde halt auch nur Menschen sind!

Die Geschichte einer langen Nachsuche

oder

Nichts ist unmöglich!

Schneezeit ist auch die hohe Zeit der Schwarzwild-
bejagung. Durch die schneearmen Winter fast anspruchs-
los geworden, wurde schon bei einer Schneedecke von
drei Zentimetern und weniger gekreist. Man mußte doch
wissen, was im eigenen Revier (evtl. auch beim Nachbarn!) los war.

Eine Rotte Sauen aller Stärkeklassen war durchgewechselt und, genau unter einer Ansitzleiter hindurch,
in das Nachbarrevier entschwunden. Dieses Nachbarrevier kannte ich und mir war sofort klar, daß die besagte
Rotte in einen „Sack" geraten war. Sie würde in der nächsten Nacht, auf gleichem Wechsel, „reumütig" zurück-
kehren. Das Schneelicht war zwar gering, aber es würde
reichen. – Nur, mir fehlte die Zeit zum Ansitz.

Ein Mitjäger und Freund wurde telefonisch mobilisiert.
Doch auch ihm fehlte zum einen der Glaube an meine
Prognose, zum anderen die rechte Motivation, bei minus
10 °C ein paar Stunden auf einer zugigen Leiter auszuharren. Er verwies mich auf die Möglichkeit einer morgi-
gen Drückjagd, die doch viel schöner und spannender
sei. So kam es, daß niemand draußen saß!

Am nächsten Morgen war es kaum richtig hell, als ich
bereits im Revier stand, um die Prognose vom Vorabend
zu überprüfen. Kaum 100 Meter im Wald, fielen mir in
einem Buchenaltholz eine Vielzahl von starken Fluchtfährten auf. Na klar, alles Saufährten! Zielstrebig vom
Nachbarrevier rechts kommend, zum Nachbarrevier links
verschwindend! So, das war's dann wohl!

Einerseits siegesbewußt, ob meiner eingetroffenen Prognose, andererseits mißmutig, weil heute eben doch keine Drückjagd im eigenen Revier stattfinden würde, übersah ich beinahe eine einzelne Fluchtfährte, etwas abseits der anderen. Auf der dünnen Schneedecke waren Schalenabdrücke und Geäfter gut zu erkennen. Ich sinnierte: „So um die 40 Kilogramm könnte sie haben – oder mehr – oder weniger?" Noch nicht ganz im Reinen, sank ich wie elektrisiert auf die Knie: Schweiß! Wenige Spritzer nur, aber deutlich neben der Fährte zu erkennen.

Ich arbeitete nun diese Fährte mit „tiefer Nase" rückwärts, unter der besagten Leiter hindurch bis an die Reviergrenze. Hier kam die Sau bereits schweißend an und war mit oder hinter der Rotte, auf ganzer Strecke schweißend, flüchtig. Sie setzte alle vier Läufe unversehrt auf, aber bei jeder 3. oder 4. Flucht drückte sich Schweiß in den Fährtenabdruck des rechten Vorderlaufes. Ergo: Streifschuß an Brustbein, Stich oder oberer Laufmuskulatur. Für schwerere Verletzungen war sie einfach schon zu weit gegangen!

Jetzt wurde die Wundfährte in anderer Richtung gearbeitet. In Althölzern und auf freien Flächen reichte die dünne Schneedecke, aber schon in Stangenhölzern war es nur noch Puderzucker, in Dickungen gleich null. Zu allem Übel schlug die Sau auch noch die Richtung in tiefere Lagen ein, die sowieso schneefrei waren. Jede Dikkung, die sie annahm, wurde sorgfältig umschlagen. Immer wieder raus und wie üblich, immer auf die letzten Meter! So, nun kam nur noch eine kleinere Dickung, schon fast angehendes Stangenholz und bereits geläutert (= erste Pflegehiebe); mitten hindurch verlief auch noch die Reviergrenze. Hoch lebe ein gutes Verhältnis mit den Nachbarpächtern: Hier hatte ich bei Nachsuchen freie Hand. Ich überschlug die Entfernung, die die kranke Sau allein in meinem Revier zurückgelegt hatte. Drei Kilometer waren es bestimmt schon.

Also, wenn sie hier in diesen Reisigbergen nicht steckte, dann konnte ihr sicherlich nicht viel fehlen (wieder eine Prognose, die aber nur halbherzig gedacht wurde). Tatsächlich, sie steckte! Jetzt auf Zehenspitzen davonschleichen – nur nicht aufmüden! Sie mußte mich in dieser kleinen Dickung einfach mitbekommen haben.

Zurück zum Auto und im Eiltempo ins Forsthaus: „Frau! hat jemand angerufen wegen einer kranken Sau?" war meine erste Frage, und ich stand dabei mit Schneestiefeln mitten in der Wohnung. Zuerst traf mich ein strafender Blick, der langsam und bedeutungsvoll nach unten wanderte, dann holte meine Frau tief Luft. Mitten in den Ansatz der Strafpredigt klingelte das Telefon. Ein Blick mittlerer „Giftklasse" bannte mich am Platz, und sie schritt zum Telefon. Kurze Laute, wie „Ohje – aha – soso", endeten mit dem Hinhalten des Hörers in meine Richtung und dem frostigen Telegramm: „Da, es ist der Gerhard – Nachsuche!"

Nach einer Entschuldigung, warum er erst um 11.00 Uhr anrufen konnte, erfuhr ich seine Geschichte: Auf Rehwild ansitzend, nichts ahnend, waren ihm die Sauen bei bestem Licht gekommen. Überhastet hatte er ein einzelnes Stück beschossen, das, ohne zu zeichnen, absprang. Seiner Meinung nach müsse der Schuß aber gut sitzen. Jede Menge Schweiß am Anschuß, aber die Sau sei leider noch bei mir rein, müsse aber sicherlich bald liegen!

Oh, welcher Optimismus (es war übrigens seine erste Sau)! Ich klärte ihn kurz auf, daß seine Sau bereits ca. 3,5 Kilometer weiter in einer Dickung stecke und nicht das meiste abbekommen habe. „Treffpunkt: 14.00 Uhr am Forsthaus! Noch ein paar Schützen mitbringen. Meine DD-Hündin 'Cora vom Ulstergund' macht die Suche."

14.00 Uhr – acht Schützen waren versammelt, unter anderen auch mein Jagdfreund Wolf. Ein vielsagender Blick von mir – und: „Siehste, wenn du dich dort hingesetzt hättest, dann ..." Aber er hatte nicht!

Meine Frau war auch mit von der Partie. Erstens war sie, auch ohne Jagdschein sehr passioniert, und zweitens war die Möglichkeit gegeben, daß Hund oder Herr (man beachte hier die Reihenfolge) oder auch beide – einer medizinischen Erstversorgung bedurften. Also blieb sie uns durch dick und dünn auf den Fersen.

Die Dickung wurde weiträumig abgestellt, mit dem Gefühl, alle Ecken, an der die Sau kommen könnte, besetzt zu haben.

Uhrenvergleich: „In zehn Minuten suche ich an!" – Die DD-Hündin wurde ein Stück vor der Dickung auf der Schweißfährte angesetzt, wo mir Schneereste die Gewißheit gaben, daß der Hund richtig lag. Nicht zu erkennen, ob sie die Schweißfährte überhaupt registriert hatte, zog sie schnurgerade in die Dickung hinein. Kein Krümel Schnee war hier vorhanden.

Der Hund lag aber fest im Riemen: also hinterher! Meine Frau blieb dicht hinter mir, hatte es aber etwas einfacher, denn sie brauchte das Bögeln der Hündin nicht mitzumachen. Gottseidank kam jetzt eine kleine Querschneise, mit einer dünnen Schneeauflage. Hoffentlich etwas Schweiß! Auf der feuchten Nadelstreu war bisher nichts zu erkennen gewesen. Dort – winzige Schweißspritzer neben einer Saufährte – das war sie! Hier in Dekkung war sie langsam gezogen, um sich in einen der hier zahlreichen Fichtenzöpfe einzuschieben. Nun wurde die Arbeit zusehends schwieriger. Mein Hund begann vorsichtig zu buchstabieren, suchte immer wieder zurück, um dann kurze Stücke fest im Riemen zu liegen. Jetzt kam erneut eine Querschneise. Ein Königreich für ein paar

Tropfen Schweiß! Schon war ich das Königreich los: Dort war Schweiß, wenig, aber immerhin Schweiß!

Was hatte das denn zu bedeuten? Da ging die Fährte ja ständig hin und her. Mal in der eigenen Spur, mal zwei Meter daneben. Widergang auf Widergang! Die kranke Sau mußte in unmittelbarer Nähe stecken. Vielleicht hatte sie uns auch schon vorbeigelassen und sich heimlich nach hinten davongestohlen? Ausgerechnet hier, wo die zusammengeschnittenen Fichtenjungwüchse bis zum Bauch reichten und keine drei Meter Einblick zuließen.

Mein DD wurde nun immer größer und sog mit bebender Nase die Luft ein. Die Richtung polarisierte sich, dort vorn, im dichten Verhau – wie sollte es auch anders sein – mußte ihr Wundbett sein. Schießen war hier unmöglich. Ich würde die Sau noch nicht einmal zu Gesicht bekommen!

Die DD-Hündin, die im 7.Feld stand und seit einigen Jahren fast auschließlich auf Schwarzwild jagte, mit hervorragendem Apell, hatte sich auf die Keulen gesetzt. Sie kannte in solchen Fällen meine Denkpause und wartete gelassen das Ergebnis ab – wir sind eben ein Team, und da denkt einer für den anderen. Immerhin hatten wir in solchen Dickungen schon so manche Sau gemeinsam gestreckt.

Eine Strategie war schnell entwickelt. Erst einmal meine Frau per Handzeichen in die „Down-Lage" bringen. Dann leise zum Hund, vorsichtig die Schweißhalsung abziehen, kurzes Abliebeln – wie: bisher warst du gut, mach weiter so – und mit leisem, aber energischem „Such die Wutz!" voranschicken. Sie sollte die Sau suchen, aus dem Wundbett werfen, kurz anjagen, dann, auf Pfiff, von ihr ablassen. Einem der vorgestellten Schützen würde sie dann schon – nicht allzu schnell – kommen, und mit einem sauberen Schuß wäre die Nachsuche beendet.

Meine Hündin schlich förmlich davon. Halb Vorsteh-
manier (sie hatte schon häufig Sauen im Kessel vorge-
standen), halb katzenartig. Nur ihre Behänge waren weit
abgespreitzt: ein Zeichen für ihre Erregung und Konzen-
tration. Ich hatte die Bockbüchsflinte zur Hand genommen, bereit, das Fell meiner Frau, mein eigenes und natürlich auch das Hundefell zu verteidigen.

Dann ging eigentlich alles sehr schnell. Die Hündin
stürzte sich mit einem riesigen Satz in ein Reisigverhau
und hatte wohl auch schon zugefaßt. Der „Reisighaufen"
klagte markerschütternd, ging dann über in ein abgrundtiefes, feindseliges Grunzen und spukte zwei völlig unterschiedlich motivierte Tierarten aus. Auf der einen Seite meine Hündin, die aufgrund des Grunztones zum
Rückzug blies, auf der anderen Seite einen kaum erkenn-
baren dunklen Klumpen, der krachend und brechend die
Dickung in Richtung Schützen verließ, ebenfalls bestrebt,
seine Schwarte in Sicherheit zu bringen. Der nach-
stiebende Hund gab mehrfach Sichtlaut, wurde dann aber
per Trillerpfeife von der Sau abgerufen. Sie sollte ja nicht
hochflüchtig kommen. So, jetzt mußte es aber knallen!
Sekunden wurden zu Minuten; wo blieb der erlösende
Schuß? Stattdessen vernahm ich zaghafte Jagdhornklänge,
die entfernt an „Hahn in Ruh" erinnerten.

Vielsagende Blicke mit meiner Frau austauschend, den
Hund zum Verweisen der Fluchtfährte auffordend, bahn-
ten wir uns den Weg aus der Dickung. Im angrenzenden
Altholz endlich wieder Schnee. Und dort war auch die
Fluchtfährte. Riesige Sätze hatte sie auf der freien Fläche
gemacht, um in Deckung sofort in Troll überzugehen.
Respekt: Sie nutzte konsequent jede nur mögliche Dekkung aus. Jeden Strauch, jeden Graben, jede Radspur. So
kam es dann, daß sie zwischen zwei Schützen wohl gesehen, aber nicht beschießbar, entkommen konnte.

Auf dem Weg wurde nun die Fluchtfährte begutachtet. An der Böschung war etwas abgestreifter Schweiß zu erkennen, in der Fluchtfährte nicht ein Tropfen! Acht Schützen, gleichzusetzen mit zehn Sachverständigen, berieten lautstark. Gottseidank hat der Nachsuchenführer den Vorsitz, und so faßte ich den einsamen Entschluß, die Nachsuche hier abzubrechen. Die Verletzungen der Sau waren nicht gravierend, und die Fluchtfährte führte in die Nachbarförsterei, in tiefere, schneefreie Lagen. Alle vier Läufe wurden gesund aufgesetzt, ergo: Die war nicht zu bekommen. Die Losung lautete: „Korona, zurück zu den Fahrzeugen!"

Mein „Sau-Intimus" Günter war mit von der Partie, und sein nachdenkliches Kopfwackeln dokumentierte seine innere „Restunsicherheit" (die übrigens immer bei abgebrochenen Nachsuchen bleibt). Wiederum ein kurzer, zweisamer Kriegsrat, mit dem Ergebnis, daß wir beide noch einmal schnell den Fichtenbestand, in den die Sau hineingewechselt war, umschlagen wollten. Wenigstens bis zur angrenzenden Landstraße. Ich wußte, daß diese ca. einen Hektar große Privatwaldparzelle noch voller Windwürfe und -brüche lag und fast undurchdringlich war.

Gesagt, getan! An der Landstraße trafen wir uns. Auf meiner Seite war alles o.B. (ohne Befund). Aber die Miene meines Freundes versprach nichts Gutes. „Komm mal mit, schau dir das selbst an!" waren seine knappen Worte. Ein paar Meter weiter standen wir an der Fluchtfährte der Sau. Glücklicherweise führte sie über einen größeren Schneeflecken und war gut zu erkennen. Hier schweißte sie deutlich mehr! Was war das denn? Sie setzte hier ja nur noch drei Läufe auf! Bei jeder ihrer Fluchten verriet ein kleiner Bogen im Schnee – rechts der Fährte –, was passiert war. Sie mußte sich bei ihrer Flucht durch die

Windwürfe den rechten Vorderlauf gebrochen haben. Von wegen Ende der Nachsuche – jetzt ging es erst richtig los!

Eine Autokolonne kam auf der Landstraße angefahren. Welche Freude, es war die komplette Nachsuchenmannschaft. Jede Minute war jetzt kostbar. Die Zeit begann wieder einmal davonzulaufen. Die kranke Sau hatte die Straße überfallen und ein Fichtenstangenholz von ca. 15 Hektar Größe angenommen. Die automobilen Schützen sollten so schnell wie möglich in den Tallagen Stellung beziehen. Auf drei Läufen würde die Sau vorerst nicht mehr bergauf ziehen. „In zehn Minuten suche ich an!" mahnte ich wieder zur Eile. Zäh verging die angesetzte Zeit. Dann war es so weit. Willig suchte meine Hündin an, und wir wurden von dem Fichtenstangenholz aufgesogen.

Schlagartig wurde es dunkel um uns herum. Immerhin war es bereits 16.00 Uhr – Winterzeit! Mit jedem Meter wuchs zwangsweise mein Vertrauen zum Hund. Zu erkennen war nichts mehr. Zielstrebig ging die Suche bergab. Meine Frau hatte nun Schwierigkeiten, dicht hinter uns zu bleiben. Stürze, und damit verbundene Flüche, häuften sich. Endlich waren wir durch den Fichtenbestand hindurch. Auch im Freien war es merklich dunkler geworden, und es wurde sinnlos, weiter zu suchen. Durch Zuruf verständigten sich die vorgestellten Schützen, und wir sammelten uns auf dem Auswechsel. Es gab keine Anhaltspunkte mehr, aber ich vertraute der Hündin und war überzeugt, auf der Fährte zu sein.

Für heute wurde abgebrochen. Erneute Nachsuche: morgen, 8.00 Uhr, hier! Der Auswechsel wurde noch verbrochen, dann gingen wir zurück zu unseren Autos. Wie immer bei Nachsuchen, war ich naßgeschwitzt bis auf die letzte Faser. Aber im Laufe der Jahre hatte man dazugelernt. Ein „Survival-Paket" lag für solche Fälle immer im Auto: eine Garnitur trockene Wäsche, zwei Handtücher und trockene Halbschuhe. Erst einmal runter mit den Klamotten (meine Frau kannte mich schon länger so, die anderen mochten gnädig wegschauen), von oben bis unten abrubbeln, Fichtennadeln entfernen und rein in die neuen, trockenen Kleidungsstücke. Nach kurzer Zeit wurde mir wieder warm, und die Lebensgeister kehrten zurück.

In der Zwischenzeit waren alle Schützen – auch der „Beinahe-Erleger" der Sau – bei den Fahrzeugen angelangt. Er fühlte sich nun zu recht als Verursacher und nach dem „Verursacherprinzip" lud er alle, die noch Zeit hatten, zu einem Imbiß in die nächste Kneipe ein. Natürlich hatten alle Zeit – und wie sie aßen und tranken! Einige Jahre später verriet er mir, daß dies seine teuerste Sau gewesen sei.

Trotzdem waren am nächsten Morgen alle um 8.00 Uhr an der alten Stelle versammelt. Ein paar Mann hatten sich sogar Urlaub genommen. Hut ab!

Das weitere Vorgehen wurde besprochen. Welche Richtung hatte die kranke Sau wohl genommen? Würden wir überhaupt noch einmal an sie herankommen? Die Schützen wurden zu einem zentralen Punkt dirigiert, um dort auf Abruf „Bereitschaft" zu schieben. Der Revierleiter blieb bei mir. Meine Frau war leider heute verhindert, aber ich hatte meine Direktiven mitbekommen und war zur späteren Berichterstattung per Telefon vergattert worden.

Dann legten wir los. Meine Hündin suchte zunächst etwas lustlos umher. Ich kannte das, denn sie arbeitete oft nach dem Motto: „Nur nicht drängeln, meine Herren!" Also gehen lassen! Nach einiger Zeit entschloß sie sich, durch den Bachgrund zu ziehen, und stieg in den gegenüberliegenden Hang ein. Diana sei Dank! Ein Nordhang, mit einigen kleinen Schneeresten. Langsam ging es voran. 200 Meter vor uns verlief ein Erdweg quer zum Hang, auf dem genügend Schnee liegen geblieben war. Das besagte Königreich (für einen Tropfen Schweiß) stand wieder einmal auf dem Spiel! Mein Hund lag jetzt immer fester im Riemen, und auf der dünnen Schneedecke des Weges fanden wir beides: die Fluchtfährte und winzige Schweißspritzer. Wir waren also richtig. Ein paar Liebeseinheiten wechselten den Besitzer, und die Hündin schien zu strahlen. Weiter ging es voran. Von wegen eine Sau mit Laufschuß zieht nicht mehr den Berg hinauf! Sie zog zwar häufig quer zum Hang, aber doch beständig und zielstrebig bergauf.

Vor uns lag eine kleine, dreieckige Fichtendickung, ca. 3000 Quadratmeter groß, mitten in einem Altholzkomplex. Die Reihenabstände der mannshohen Bäumchen waren sehr groß (ca. 2,5 Meter), und man hatte freien Blick quer durch die Dickung. „Die Sau wird doch nicht etwa hier ... !?" Der Drahthaar zog unbeirrt in die Dickung hinein. Zu allem Überfluß sprang auch noch eine Ricke hochflüchtig aus dem winzigen Einstand ab. Nun war ich gründlich verunsichert. In so einer kleinen Dickung ein Stück Rehwild und eine kranke Sau gemeinsam? Das stand in keinem Lehrbuch!

Was tun – weitersuchen? Oder erst die Schützen holen und vorstellen? Trau' niemals einer kranken Sau zum Scherz, war eine alte Jägerweisheit, und mein Kollege lief los, um unsere „Reservisten" heranzuholen. Eingeplante Zeit, bis alle stehen würden, ca. 20 Minuten. Der letzte Schütze im Altholz sollte mir zuwinken, dann wollte ich den Hund schnallen und selbst den Rückwechsel decken. Etwas Zeit hatte ich jetzt. Annähernd sechs Kilometer hatte die kranke Sau bis hierher zurückgelegt. Vielleicht steckte sie ja tatsächlich hier. – Allein mir fehlte der Glaube!

Im Eichenaltholz erschien etwas „Grünes" und winkte mir zu. Es konnte losgehen! Die breite Schweißhalsung kam vom Hals, und nur mit der leuchtroten Warnhalsung versehen, nahm die Hündin die Dickung an.

Eigentlich mußte sie jetzt durch sein, aber alles blieb ruhig. Nach ca. fünf Minuten erschien sie wieder bei mir und interessierte sich sehr ausgiebig für die Fluchtfährte der Ricke. Das machte mich stutzig. Sie war rehwildrein! Was war los mit ihr? Wahrscheinlich war die Sau weitergezogen.

Da, Standlaut! Er kam von der breiten Seite des Dreiecks. Das beflügelte. Vorsichtig ging ich weiter, Reihe für Reihe. Wo steckten bloß die zwei? Wieder Standlaut! Diesmal wütender. Vier Reihen noch, dann war die Dickung zu Ende. Jetzt konnte ich meinen Hund sehen. Er verbellte wütend eine tief beastete Fichte. Wie stand der Wind? – Ostluft! Also rum um die Dickung, um es von der anderen Seite zu versuchen.

Vorsichtig, die Bockbüchsflinte mit Brenneke und Kugel (7 x 57 R, Teilmantel-Rundkopf) schußbereit, versuchte ich leise an beide heranzukommen. Falls mich die Sau bemerkte, würde sie wie der Blitz verschwunden sein. Laufkrankes Schwarzwild stellt sich ungern. Da war sie! Pürzel und Keulen waren unter den überhängenden Ästen zu erkennen. Das Gewehr wanderte vorsichtig hoch; ich mußte einen Fangschuß von hinten versuchen. Sie lag völlig bewegunslos da. War sie etwa bereits verendet? Nein, unmöglich! Verendete Sauen werden von der Hündin zuerst gebeutelt, und erst später verbellt!

Über dem Fluchtvisier wurde es braun, und ich wollte mit der Brenneke mitten hinein gehen. Im gleichen Moment hatte mich die Hündin bemerkt, fühlte sich nun stärker, machte einen Ausfall und faßte zu. Jetzt kam aber Leben in den Überläufer, ab ging die Post, mein Hund hinterher! Standlaut im unteren Teil der Dickung. So schnell mich meine Beine trugen, das Gelände und meine Puste es zuließen, lief ich außen an der Dickung entlang. Jede Reihe war gut einsehbar, bis zum gegenüberliegenden Altholz. Dann hatte ich die beiden wieder vor mir. Die Wutz hatte sich nochmals gestellt, und zwei bis drei Meter vor ihr verbellte die Hündin. Völlig friedlich, ohne jedes Zeichen von Aggression! Entfernung zur Sau ca. 15 Meter! Das mußte passen, Gewehr hoch, mitten hinein ins Braune, und ...!

Genau auf der verlängerten Linie Kimme–Korn–Sau erschien ein Paar lange Beine mit Kniebundhose und Waldbluse, etwa zehn Meter hinter der Sau, am gegenüberliegenden Dickungsrand! Wie ich, das Gewehr im Anschlag! Die Waffe herunterreißend, entfuhr mir ein undefinierbarer Schrei höchster Lautstärke: eine Mischung aus Zorn, Angst und äußerster Anspannung; unmöglich ihn in Schriftform zu fassen. Das Ergebnis dieses Schreies war vielfältig. Mein Hund machte sofort Down, der Überläufer empfahl sich nach hinten aus der Dickung, mein Kollege riß das Gewehr nach oben und wurde leichenblaß! Ich fluchte wie ein Holzfuhrmann, der das falsche Holz geladen hat.

Die einzige Chance, die kranke Sau noch zu erlegen, hatten jetzt die vorstehenden Schützen. Aber nichts rührte sich, nichts war zu hören.

Ich wechselte durch die Dickung auf die andere Seite, nahm dabei meinen Hund auf und hieß den Nachbarkollegen „Kurz und Lang"! Nicht auszudenken, was alles hätte passieren können. Die Begründung für sein Erscheinen war mehr als dünn und widersprach allen Spielregeln! Er hatte den Standlaut gehört, seinen Schützenstand im angrenzenden Altholz verlassen und wollte den Fangschuß antragen, weil von mir nichts zu sehen gewe-

110

sen sei. Giftig fauchte ich ihn an, daß Fangschüsse nur vom Nachsuchenden abgegeben werden und jeder angestellte Schütze auf seinem Stand bis zum „Sanktnimmerleinstag" auszuharren habe! Auch war mir jetzt klarer, wie schwere Jagdunfälle bei Nachsuchen zustande kommen können. Lebensgefährlich war die Situation allemal!

Dann gingen wir zum nächsten angestellten Schützen. Dieser erzählte uns, daß er die Sau zwar gesehen habe, genau auf dem Platz, den mein Kollege verlassen hatte, aber nicht schießen konnte. Er sei noch ein Stück hinterhergelaufen, da die Sau sehr langsam wirkte, jedoch ohne eine Möglichkeit zum Schuß.

Das betretene Gesicht meines Kollegen wurde jetzt noch länger, und als alle Schützen wieder versammelt waren, verweigerte er die Aussage. Schnell war die Situation erklärt.

Es war bereits später Vormittag, und mit fortschreitender Zeit wurden die Chancen immer geringer. Zu allem Übel war es auch noch recht warm geworden. Die Mannschaft sollte sich wieder auf dem Hauptweg in Bereitschaft halten, während ich die Krankfährte weiter ausarbeitete. Riesige Dickungen lagen vor uns, und wir mußten herausfinden, welche die Sau angenommen hatte.

Durch Quersuche im Altholz war die Hündin wieder auf die Wundfährte gestoßen und begann sie willig am langen Riemen zu arbeiten. Immer im halben Hang entlang, hier und da einen Erdweg annehmend, war die Sau davongezogen. Ab und zu bestätigten einzelne Fährtenabdrücke im Schlamm die Richtigkeit der Arbeit. Überschlägig mußten wir jetzt schon ca. 9 Kilometer hinter uns haben. Wenn sie nach links über den Rücken wechseln würde, stiegen die Chancen, sie zu bekommen. Dort würde sie in eine gut abstellbare „Sackgasse" geraten und könnte dann nur noch zurück. Es war zwar eine große Dickung, die aber auf der einen Seite von einem Schulgelände, auf der anderen Seite vom Dorf begrenzt wurde. Das Gelände fiel weiter ab, und ganz allmählich hatte die Sau den Kamm erreicht. Hier verlief ein breiter Forstwirtschaftsweg, und ca. 100 Meter zurück war die ganze Nachsuchenmannschaft versammelt. Sie hatte unsere Suche im Hang beobachten können und war ständig nachgezogen.

Die Stelle, an der die Sau den Weg überfallen haben mußte, bereitete der Hündin Schwierigkeiten. Auf der anderen Wegseite wollte es auch nicht so recht weitergehen. Es lag auf der Hand, daß die Sau auf ihm entlang gezogen war. Ich animierte den Hund, auf der Fahrbahn voran zu suchen, und genau an einer Dickungsecke zog er vom Weg herunter, in die Spitze hinein. Hier brach ich die Suche ab und ließ den Hund ablegen. Auch bei ihm zeigten sich Ermüdungserscheinungen.

Die Korona kam jetzt schnell heran, und es wurde erneut „Kriegsrat" gehalten. Als erstes kam der Vorschlag, hier abzubrechen, etwas essen zu gehen und dann erneut loszulegen. Immerhin sei es ja schon 14.00 Uhr! Obwohl ich immer für Essen und Trinken zu haben bin, tippte ich nur kurz mit dem Zeigefinger unter den Haaransatz, mitten auf die Stirn. Diskussion beendet!

Drei Dickungen lagen hier dicht hintereinander, jeweils nur von einem breiten Fahrweg unterbrochen. Alle Schützen wurden nun auf dem ersten Querweg vorgestellt. Weiter ging die Suche! „Brav voran, mein Hund", und willig suchte die Dame weiter. Auch sie ahnte, daß wir uns dem Ende der Suche näherten. Zügig ging es durch die Fichtendickung, in der es gottseidank nicht so dicht war. Die Sau hatte immer einen Weg ohne Hindernissse gefunden, und die Länge der Fluchtstrecke hinterließ si-

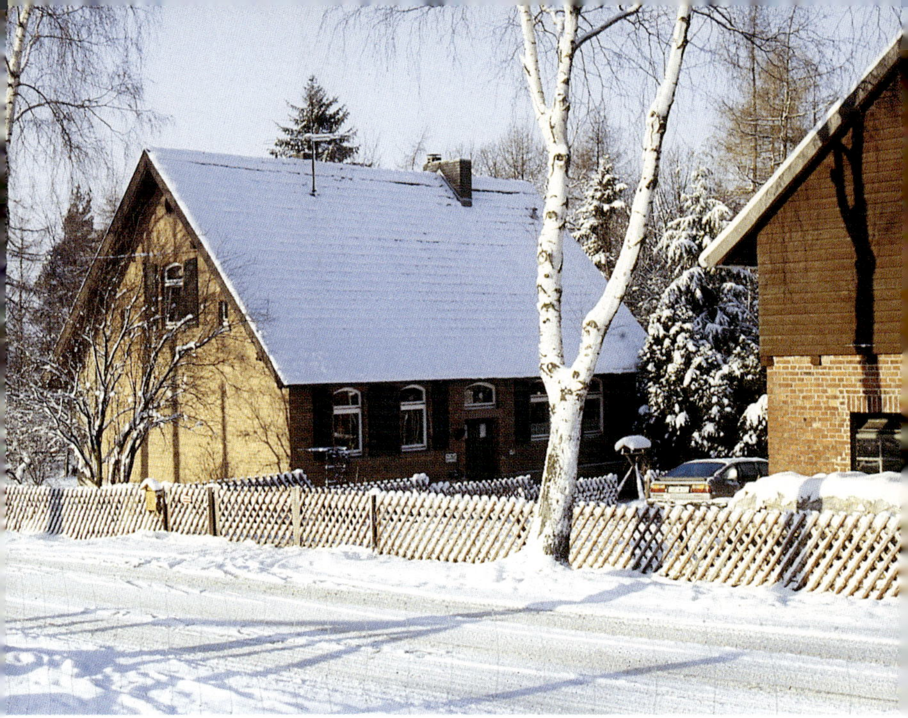

Treffpunkt: Forsthaus Oberkalbach

Günter mit erlegtem Überläufer

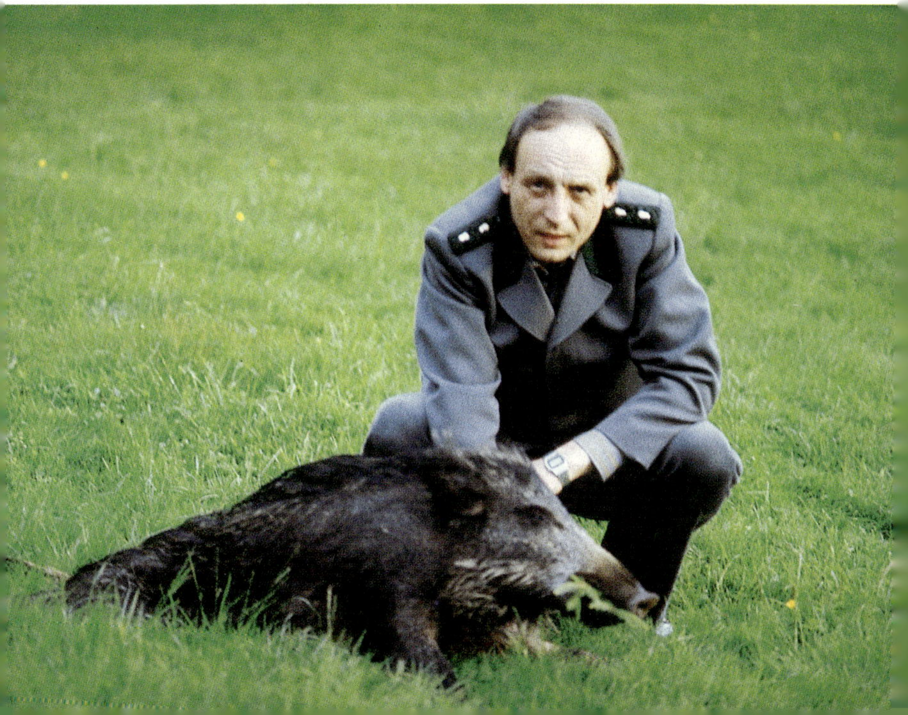

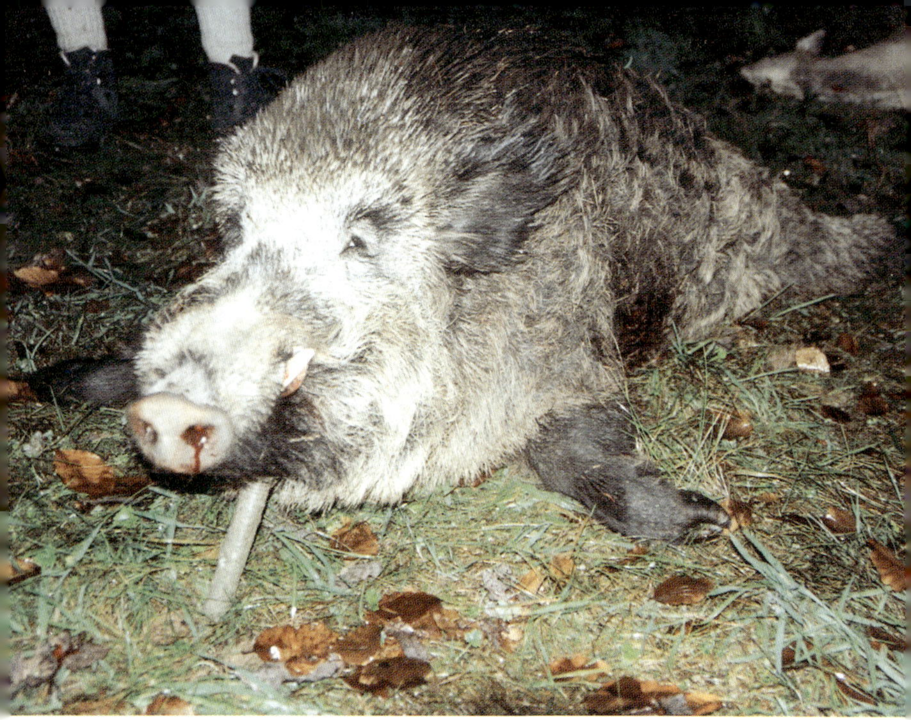

Ein starker Keiler liegt

4-5jähriger Keiler

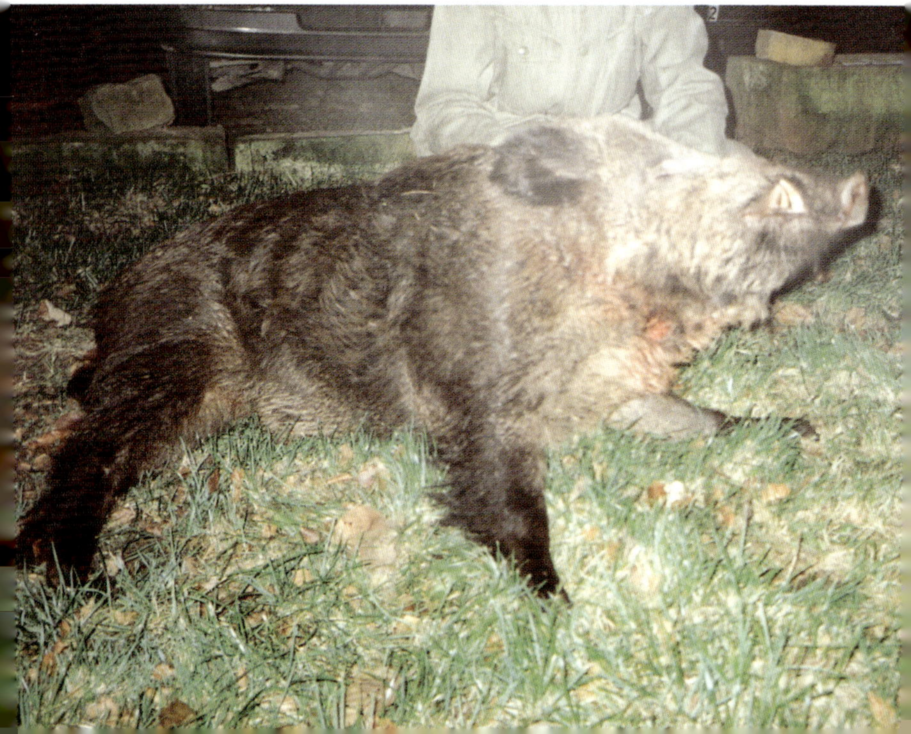

cherlich auch bei ihr Spuren. Dann waren wir an dem Weg mit den vorstehenden Schützen. Erneutes Vorstellen auf dem nächsten Querweg und Ermahnung zu höchster Wachsamkeit: Die kranke Sau war tatsächlich in die vorhin erwähnte Sackgasse geraten! Deshalb wurden nun auch zwei Schützen auf dem Rückwechsel postiert. Nach ein paar Minuten Wartezeit ging die Suche weiter. Kieferndickungen ohne jede Unterbrechung – völlig jungfräulich! Womit hatte ich das verdient?

Mein Hund suchte immer angespannter. Die Sau konnte nicht mehr weit vor uns sein. Meine Aufmerksamkeit konzentrierte sich immer mehr auf das Verhalten des Hundes, und ich war ganz erschrocken, als ich unvermutet vor einen Schützen auf dem zweiten Querweg stand. So, in der nächsten Dickung mußte sie also stecken – von hier ab gab es nur noch den Weg zurück! Die vorgestellten Schützen deckten jetzt alle den Rückwechsel. Einen jungen Mann schickte ich auf eine recht hohe Leiter am Dickungsrand, von der er einen besseren Einblick in die unterschiedlich hohe Dickung hatte. Im Falle einer Schußabgabe hatte er überall einen Kugelfang. Bevor ich weitersuchte, rief ich den Schützen noch zu , daß ich auf das Schnallen des Hundes verzichten würde, um die Sau nicht unnötig schnell zu machen. Dann ging es hinein, in das dichte und zweifelhafte Vergnügen. Immer langsamer arbeitete die Hündin und buchstabierte sorgfältig nach rechts und links. Vermutlich wollte sich die Sau in ein Wundbett einschieben und hatte Widergänge gelegt. An Schießen war hier drin nicht zu denken, aber zur Selbstverteidigung hatte ich meinen Revolver (38 Spez.) untergeschnallt.

Urplötzlich flog der Kopf der Hündin hoch, und gierig sog sie die Luft ein. Die Lefzen bebten, und ihre Kammbehaarung sträubte sich. Schnell den Wind prüfen! Aha, dort hinüber müssen wir! Die Hundenase blieb nun oben, und wir näherten uns vorsichtig einem alten Reisigwall. Das Blickfeld betrug nur wenige Meter: Unzählige junge Birken, Buchen, Ebereschen und Faulbaumsträucher versperrten die Sicht. Jetzt knackte es leise vor uns, und ich sah, auf den Knien hockend, einen dunklen Schatten langsam davonziehen. Er bewegte sich in Richtung Schützen, und unsere Rechnung schien aufzugehen. Meine Hündin verstand die Welt nicht mehr – ihre Sau, und nun durfte sie noch nicht einmal ...! Leises Knurren kam tief aus ihrer Kehle, doch wir ließen beide die Sau ziehen.

Um die Schützen nochmals zu motivieren und vorzuwarnen, schrie ich lauthals: „Achtung, Sau nach hinten!" Jetzt konnten wir nur noch abwarten. Sekunden wurden zur Ewigkeit. Auf Knien, den Hund im Arm, lauschte ich zurück. Würde die Sau den geraden Weg aus der Dickung wählen oder im Kreise ziehen? Dann der erlösende Knall! Obwohl erwartet und erhofft, zuckte ich zusammen. Noch einer! – Sekunden verstrichen, dann der alles beendende Ruf: „Sau liegt!"

Auch mein Hund wußte die Schüsse zu deuten und begann zu winseln. Ein herzhafter Kuß, mitten auf die feuchte Nase, war mein erstes „Dankeschön" an die Brave. Sie hatte ihn wahrlich verdient! Es war immerhin der zweite Nachsuchentag und wir hatten, wie sich später herausstellte, eine Strecke von über 11 Kilometer zurückgelegt.

Langsam zogen wir beiden „müden Krieger" in Richtung der Schüsse. Ich tippte auf den Leiterschützen. Bald standen wir vor dem ganzen „Schützenkorps", das einen Halbkreis um die verendete Sau gebildet hatte. Die reinste Sachverständigenkonferenz! Cora nahm erst einmal die Sau in Besitz und erweiterte den Halbkreis blitzartig. Wenn Wild im Spiel war, speziell Sau, verstand sie keinen Spaß und kannte keine Verwandtschaft. Da lag sie nun, die uns so viel Zeit und Kraft abverlangt hatte: ca. 40 Kilogramm schwer und männlich. Ein kurzer Blick auf den Zahnwechsel: ein starker Frischling! Der Schuß saß wie angenommen: eine tiefe Furche im Brustbein, Durchschuß der Oberarmmuskulatur und wahrscheinlich den Knochen noch mit angerissen, der dann später gebrochen war. Alle Schleimhäute waren blutleer und schneeweiß. Selbst die Wurfscheibe hatte eine weiße Farbe angenommen.

Alle waren froh, daß uns am Schluß doch noch der Erfolg beschieden war; so recht daran geglaubt hatte wohl keiner mehr. Rasch die Sau versorgt und die Brüche verteilt. Erneute Einladung des Erlegers zu Speis' und Trank, und es folgte eine „rauschende Nachsuchennacht"!

Stolz war ich auf meinen Hund, denn solche Nachsuchen gab es gottseidank nicht sehr häufig, und unser gegenseitiges Vertrauen war wieder einmal ins Unermeßliche gewachsen. Rückblickend auf die Vorgeschichte und die rund. 11 Kilometer lange Nachsuche mit all ihren Umständen, kam ich einmal mehr zu der Überzeugung: „Nichts ist unmöglich auf der Jagd!"

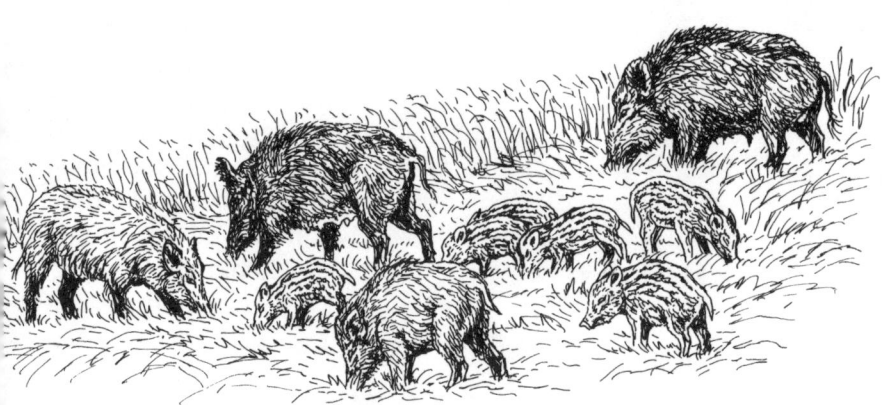

Die Zehn-Minuten-Sau

oder

Dem Glücklichen schlägt keine Stunde!

Winter 1986 – ein junger Mann namens Jörg absolvierte seine Ausbildung als Forstpraktikant bei mir im Revier. Auch die Jagdausübung ist ein Teil dieser Ausbildung, und es bleiben den jungen Leuten in der Forstlaufbahn ja nur noch die paar Monate des Praktikums, um ein bißchen Praxis kennenzulernen, wenn nicht von Hause aus schon Jagdkenntnisse vorliegen. Jörg gehörte zu den jungen Forstleuten, die anfänglich eine sehr kritische, wenn nicht sogar negative Grundstimmung gegenüber der Jagd mitbrachten, aber durch behutsames Kennenlernen und erste Erfolge doch allmählich eine andere Einstellung bekamen. Heute jagt er passioniert und mit Verständnis für viele Zusammenhänge in verschiedenen Revieren.

Aber zurück in den Winter 1986 – Mitte Februar! Seit drei Tagen lag Schnee, und die Schwarzwildfährten zeigten, daß die Zeit der Frischlingsrottenauflösung gekommen war. Überall waren die Einzelfährten schwächerer Sauen zu sehen, die daraufhin deuteten, daß zumindest die männlichen Frischlinge aus den Rotten ausgestoßen wurden.

Diese „gurkten" im Revier herum wie Falschgeld, ohne Orientierung und Ziel. Eine Zeitlang versuchten sie noch, Anschluß an den Rest der Rotte zu halten, wurden aber immer wieder abgeschlagen und gaben dann schließlich auf. Manchmal zogen sie als lose „Interessengemeinschaften" durch das Revier, meist jedoch einzeln und einsam. Solch einen „verstoßenen" Frischling hatten wir tagsüber gefährtet und wollten ihn am Abend „in die richtige

119

Scheune" holen! Jörg sollte seine erste Sau schießen, hatte aber aus anderen Gründen an diesem Abend keine Zeit. Selbst der Hinweis, daß die Chance nur heute Abend bestünde, konnte ihn nicht umstimmen. Also versprach ich, den Ansitz auf den nächsten Abend zu verschieben, obwohl der Erfolg dadurch in Frage gestellt wurde.

Am Nachmittag zogen dicke, dunkle Wolken auf, es begann zu schneien, und der Wind wurde immer stärker. Er wuchs sich zu einem richtigen Sturm aus, ein Zeichen, daß es wärmer werden würde. Es zog mich mit Macht ins Revier; aber versprochen war versprochen. Vorsichtshalber zog ich immerhin bereits am frühen Abend meinen Jogginganzug über und ließ mich vor dem Fernseher nieder, um der Versuchung zu widerstehen. 20.00 Uhr – Nachrichten des Tages, sonst immer wichtig, wurden nur mit einem Auge wahrgenommen. Das andere Auge schielte dauernd aus dem Fenster, vor dem die Schneeflocken waagerecht vorbeihuschten. Immer wieder mußte ich vor die Haustür, um dem Schneesturm und Heulen des Windes nachzuhängen. Ich liebe dieses urige Wetter und habe dabei in der Vergangenheit schon des öfteren „Saudusel" gehabt.

Meine Frau schaute mir bei diesem Treiben amüsiert zu. Die Hunde mußten vor die Tür, und so zog ich meine dicke Polarparka über den Freizeitanzug und die Filzstiefel über die Socken. Mein Drahthaar und der Dackelrüde machten vor der Haustür eine Vollbremsung, als sie des Wetters ansichtig wurden. Ganz im Gegensatz zu ihrem Herrn liebten sie dieses Sturmwetter nun ganz und gar nicht. Beide mußten nicht mal für fünf Pfennig „Gassi" gehen.

Als das Schneetreiben etwas nachließ, hielt mich nichts mehr! Pelzmütze über die Ohren, Sitzkissen, eine Decke und die Repetierbüchse unter dem Arm, schlich ich an der Wohnzimmertür vorbei. Aber meine Frau hatte es doch gesehen! „Denk an den armen Jörg", rief sie mir grinsend hinterher, und: „Bei dem Wetter läßt der Förster seinen Hund zu Hause!" Halb entschuldigend murmelte ich leise in meinen Bart: „Ich will doch nur mal schauen!" – 20.40 Uhr.

Mit dem Auto war ich schnell ein Stück ins Revier gefahren, wobei der Schneefall jetzt gänzlich aufgehört hatte. Der starke Wind trieb aber weiter sein Unwesen, und die Baumkronen in dem Buchenaltholz schlugen mächtig hin und her. Wir hatten diesen Herbst eine gute Bucheckernmast, und Reh- wie Schwarzwild zog es magisch in diese Altholzbestände. Logischerweise auch mich! – 20.45 Uhr.

Der Wind heulte und rauschte, Bäume ächzten und knarrten, ab und zu brach ein Ast ab und fiel mit einem dumpfen „Blub" in den Schnee. Mich überlief ein Schauer, und ich bekam eine Gänsehaut, so sehr liebte ich dieses Wetter. Langsam, vorsichtig und bedächtig stiefelte ich durch den Buchenbestand hangaufwärts. Mein Ziel war eine Kanzel im Oberhang, davor ein winziger, aber ruhig gelegener Wildacker. Immer wieder blieb ich stehen und schaute ehrfürchtig in die Runde. Ein erhabenes Schauspiel, mit der Erkenntnis, wie klein doch so ein Menschlein ist. Die Wolkendecke riß etwas auf und ließ ab und zu einen Fetzen Mond hervorschauen. Jedesmal wurde es fast taghell, aber das Schneelicht allein reichte auch schon aus, um alles um mich herum deutlich zu erkennen.

Mit dem Glas versuchte ich jetzt, den Hochsitz oberhalb von mir in der weißen Wüste zu erkennen. Aber stattdessen leuchteten die scherenschnittartigen Umrisse einer Sau aus der weißen Schneefläche. Sie verhoffte genau unter der Kanzel und sicherte ständig in meine Richtung.

Der Wind stand direkt auf mich zu, so daß keine Gefahr bestand, daß er mich verraten könnte. Ich ließ die Sau nicht mehr aus den Augen, die urplötzlich nach rechts davonstob und in einem Lärchenstangenholz verschwand. Wegen mir tat sie das sicherlich nicht; die würde wiederkommen. Jetzt aber einen Zahn zugelegt, und im Eiltempo ging es Richtung Kanzel. Dort sein, bevor die Sau erneut erschien, war mein Ziel! Auf halber Strecke zum Sitz schrak ich zusammen: Der schwarze Klumpen kam in voller Fahrt aus dem Lärchenstangenholz, schoß nach links über den Wildacker und verschwand hangaufwärts in den Buchen. Puh – durchatmen und weiter!

Zum Schießen war es noch zu weit, zumal die Wutz ständig in Bewegung war. Endlich hatte ich die Leiter der Kanzel erreicht. Das Zeitgefühl war mit unterdessen schon gänzlich abhanden gekommen, und ich suchte ständig nach dem schwarzen Klumpen. Die Büchse über einer Schulter, Decke über der anderen, das Sitzkissen unter das Fernglas geklemmt, hangelte ich mich die ersten Stufen auf der glatten Leiter hinauf. Da, oberhalb des Wildackers war die schwarze Kugel ja schon wieder! Sie kam wie ein wildgewordener Stier genau auf mich zu, bis wenige Meter vor die Leiter. Der Schnee stäubte, als der starke Frischling eine Kehrtwendung hinlegte und im gleichen Tempo, den gleichen Weg nehmend, davonschoß. Verschwunden war er wieder!

Langsam wurde es mir zu bunt und ich versuchte deshalb, schnell ein paar Sprossen höher zu steigen. Auf halber Höhe angekommen, erschien der „Kujel" wieder auf der Bildfläche, zog diesmal friedlich auf den Wildacker und begann zu brechen. Ständig sicherte er in alle Richtungen. Der ganze Wald war unruhig, und es krachte jedesmal, wenn Äste herabbrachen. Jetzt wollte ich kein

Risiko mehr eingehen, wer weiß, wie lange er aushielt! Erst kam die Decke von der Schulter, wurde vorsichtig durch die Leitersprossen gezogen, bis sie fest darauf lag. Wohin aber mit dem Ansitzkissen? Auch hier fand sich eine Lösung: Zwischen Bauch und Leitersprosse wurde es festgeklemmt, was mich aber zu einer sehr ungemütlichen Stellung zwang. Der schwarze Fleck war immer noch auf dem Wildacker zu erkennen!

Vorsichtig die Büchse durch die Leiter schiebend, versuchte ich ständig, meinen Stand sicherer zu machen. Äusserst wacklige Angelegenheit; endlich konnte ich durch das Zielfernrohr schauen, ein bißchen Korrektur, schon paßte alles! Mit lautem „Plumps" klatschte mein Ansitzkissen auf den Schnee. Einen Moment unachtsam, war es zwischen Bauch und Leiter herausgerutscht und zu Boden gesegelt. War der Bauch wohl doch noch nicht dick genug ...

Der Frischling warf auf, machte ein paar Fluchten nach vorn, stand wieder – brettelbreit! Das Herzklopfen war längst durch den Ablauf vieler kleiner „Amtshandlungen" und die Angst um die eigene Sicherheit auf der Leiter überwunden. Blitzschnell erfaßte der Zielstachel die Sau hochblatt, und schon war der Schuß draußen. Die Kugel riß den Frischling von den Läufen, und nach kurzem Schlegeln war er verendet.

Ich habe immer ein gutes Gefühl, wenn es so glatt und schnell geht. Alle Tiere sind Geschöpfe Gottes, und es muß unsere oberste Pflicht sein, Qualen und Schmerzen zu vermeiden. Auch darin erkennt man die Achtung vor der Kreatur, die immer vor dem jagdlichen Erfolg stehen muß!

Langsam rutschte ich die Leiter wieder herunter, atmete tief durch. Noch einmal ein Blick durch das Glas: Die Sau lag ruhig am Platz. Jetzt ein Blick auf die Uhr, denn mir schien es eine Ewigkeit gedauert zu haben. –

20.50 Uhr! Die schnellste Sau meines Lebens. Der Wind schien sich etwas zu beruhigen, blies aber trotzdem quer durch meinen Jogginganzug und erinnerte mich an meine notdürftige Ausrüstung. Nach rund 50 Schritten stand ich an dem Frischling. Es war, wie vorhergesagt, ein Keilerchen, und der Schuß saß genau hochblatt.

Ich verzichtete auf das Aufbrechen und stiefelte mit langen Schritten zum Auto. Kurze Zeit später war ich auf dem Hof des Forsthauses und rettete mich in das warme Wohnzimmer. Meine Frau meinte: „Wohl doch ein bißchen kalt draußen, weil du so schnell wieder hier bist?" Auf meine Antwort hin, daß ich eine Sau geschossen hätte, tippte sie nur kurz an die Stirn und meinte: „Veräppeln kann ich mich ganz alleine!" Erst als ich zum Telefon schritt, um Günter als Helfer anzurufen, kam sie vom Sofa hoch. „Hast du tatsächlich eine?" Zum Glück war das Telefon nicht durch „Verwandtschaftsgespräche" längerer Dauer blockiert, und ich hatte ihn gleich am Apparat. „Na klar komme ich", und aus dem Hintergrund hörte ich seine Frau rufen: „Ich auch!" Wir verabredeten uns in einer halben Stunde an der Sau, in Abteilung 24. Bevor es aber wieder in den Wald ging, mußte ich mich erstmal richtig und zweckmäßig anziehen. Auch meine Frau wollte mit von der Partie sein und suchte Thermostiefel und Parka. Schon auf dem Hof, rannte ich noch einmal zurück in das Haus: Ich hatte Jagdhorn und Hund vergessen. Auch die lange Hundeleine, zum Ziehen gut geeignet, mußte mit.

Am Ort der Tat angekommen, sahen wir die Autoscheinwerfer der Freunde aus der anderen Richtung kommen. Kurze Begrüßung, dann stiefelten wir alle vier durch den Buchenbestand bis zur Sau. Mit dem Kommentar: „So war recht, mein Freund!" überreichte mir Günter einen Bruch und wünschte Waidmannsheil. Von den Frau-

124

en gab es natürlich ein Küßchen dazu, weil sie keine Brüche zum Überreichen hatten.

Der Wind hatte sich gänzlich gelegt, die Wolkendecke war aufgerissen: eine richtige „Hellnacht!" Ehrfürchtige Stille um uns herum – wir ließen alles einen Augenblick auf uns einwirken und jeder hing eigenen Gedanken nach. Mit dem Jagdhorn in der Hand postierte ich mich neben der Sau und blies das Signal „Sau tot", begleitet vom Echo, das hundertfach aus dem Buchenbestand zurückschallte. Anschließend blies ich sehr tragend, wie es unserer inneren Stimmung entsprach, „Jagd vorbei" und „Halali". Wieder war für einen kurzen Moment Totenstille, die aber unterbrochen wurde, durch Günters Angebot, jetzt doch einen Schnaps auf die Beute zu trinken. Sprach's, und zog eine Flasche „Braunen" aus der Jackentasche, zauberte ein paar Gläschen aus einer anderen und goß ein. Die Frauen wollten protestieren, kamen aber zu spät mit ihrer Abwehr. Es wurde auf Waidmannsheil getrunken, und wir Männer genehmigten uns noch einen.

Dann schritten wir aber endlich zur Tat, zogen das Wutzchen mittels der Hundeleine (der DD war nun doch im Auto geblieben) vom Wildacker, und ich erledigte schnell das Aufbrechen. Die Füchse würden sich wieder einmal freuen. Günter begutachtete den Sitz des Schusses und nickte anerkennend: „ Hast du es jetzt auch gelernt, daß man hochblatt halten muß? Denn tief sitzt der Schuß von ganz allein. Oft sogar zu tief, wenn man nachts schießt!"

Anschließend zogen wir die jetzt etwas leichtere Sau (sie wog so um die 40 Kilogramm) bis zum Auto, und beim Einladen fragte Günter: „Wie lange hast du denn angesessen?" Als ich ihm erzählte, daß die Sau innerhalb von zehn Minuten gefallen war, und ich insgesamt nur eine viertel Stunde draußen war, kam trocken seine Bemerkung: „Na ja, die dümmsten Bauern haben eben die dicksten Kartoffeln!" Wir lachten uns an, und jeder dachte wiedermal dasselbe: „Hauptsache, sie hängt in der richtigen Scheune!"

Mittlerweile war es einerlei, wer von uns beiden eine Sau schoß – die Freude wurde immer geteilt. Daß wir nicht gleich wieder auseinander gingen, ist ja wohl selbstverständlich!

Ach ja, als am nächsten Morgen mein Praktikant auf den Hof kam, führte sein erster Weg in die Scheune. Nachdem er die Sau begutachtet hatte, kam er lachend ins Haus mit der Bemerkung: „Ich hab's doch geahnt, daß Sie nichts auf dem Sofa hält!" Und den Satz mit dem dümmsten Bauern ... behielt er respektvoll für sich.

Ansitz

Den Pirschpfad entlang kommt mit Rucksack, Büchse und Stock
ein erfahrener Jäger, um zu erlegen den reifen Bock.
Er erklettert die Kanzel noch voller Schwung,
denn im Herzen bleibt ein Jägersmann immer jung.
Doch ist er dann oben mit schwerer Last,
wirkt er recht abgekämpft von des Tages Hast.

Auf den Sitz kommt ein Kissen, der Gesundheit wegen,
den Hut muß er schwitzend daneben legen.
Die Büchse stellt er geladen in die eine Ecke,
denn die erfüllt auch hier die richtigen Zwecke.
Das dicke Fernglas wird bei Zeiten schwer,
es sollte doch bald mal ein leichteres her.

Der Rucksack ans Knie, muß immer erreichbar sein,
denn innen befindet sich Atzung so fein!
Man macht sich's bequem, man rückt sich zurecht,
denn als Jägersmann lebt sich's hier oben nicht schlecht.

Es beginnt das Warten, es ist noch früh,
und ruhig sitzen bedeutet ihm Müh.
Er denkt: Es zeigt sich vorerst doch kein Reh,
indes ich erstmal in den Rucksack seh'!

Voll Liebe hat dort so seine Frau versteckt,
was unserem Waidmann auf der Kanzel schmeckt.
Ein paar dicke Brote, 'ne Gurke, dazu noch 'ne Wurst,
und sieh' da, ein Fläschchen Bier für quälenden Durst.
So hat er dieses gleich alles genossen
und zu guter Letzt noch mit dem Bierchen begossen.

Das weitere Warten macht schwere Lider,
und so sinkt er dann auf dem Sitzbrett hernieder.
Der Schlaf übermannt den alter Hirarchen,
er beginnt alsbald mit gewaltigem Schnarchen.

Zur gewohnten Zeit, es muß so sein,
erscheint der Rehbock mit Hörnern nicht klein.
Er zuckt zusammen wie vom Blitz getroffen,
so als hätt' er sofort unsren Nimrod gerochen.
Als störend nur er das urige Geräusch empfand
und mit lautem Schrecken im Dickicht verschwand.

Der Jäger hebt noch schnell den Kopf, sieht den Spiegel blitzen
und weiß genau, er braucht hier nicht länger zu sitzen.
So ist er auch früh zu Haus' am Rande des Ortes
und hat im wahrsten Sinne geflügelten Wortes
sich hinaus auf die einsame Kanzel gewagt
und mit bewährten Mitteln einen alten Bock gejagt!

Eine unerwartete Nachsuche mit Nachspiel

oder

Gelegenheit macht Diebe!

Wenn es ein Nachspiel gibt, ist häufig auch ein Vorspiel vorhanden, daß mehr oder weniger mit dem Ausgang einer Geschichte zu tun hat. So auch bei dieser Geschichte über eine unerwartete Nachsuche, die eigentlich gar nicht vorgesehen war, geschweige denn von uns beeinflußbar gewesen wäre.

Ein ganz normaler Winter – man schrieb den 8. Februar 1987! Jedenfalls lag ausreichend Schnee, durch leichte Regenfälle etwas verharscht, darunter sulzig und so gar nicht zum Abfährten geeignet. Samstag, als geheiligter Tag eines Beamten nur privat nutzbar, wurde entehrt durch eine dienstlich unumgänglich notwendige Revierfahrt. Wenn schon im Revier, dann wurde natürlich auch nach Saufährten Ausschau gehalten, die ja jederzeit irgendwo einen Weg kreuzen konnten. Da auf den Wegen die Schneedecke zu einer Eisschicht zusamengefahren war, darauf noch der leichte Nieselregen einen Eisschleier wie eine Frischhaltefolie gelegt hatte, konnte die Entdekkung von Saufährten nur purer Zufall sein. Aber eben diese Zufälle bringen manches Mal größere Ereignisse ins Rollen und sind unberechenbar.

Schon auf dem Heimweg aus dem Revierteil „Michelsholz" befuhr ich den unteren Michelsweg, der sich im Zillbacher Gründchen mit noch drei anderen Wegen zusammenschließt und einen kleinen Platz bildet. Parallel zu einem kleinen Waldbachlauf zogen hier gern die Sauen aus den tieferen Lagen durch drei verschiedene Jagdreviere ohne größeren Waldanteil bis in den Quellbereich des Zillbaches, neben dem größere Dickungsbereiche des Staatswaldes zum täglichen Verweilen einluden.

Aus dieser Erfahrung heraus wurde hier immer sehr gründlich „spekuliert", denn Saufährten im Gründchen verhießen immer zwangsläufig auch Sauen in der Abteilung 29 meiner Försterei.

So kam es, daß ich zwar keine Saufährten (zunächst!) entdeckte, dafür aber mehrere rötlich-leuchtende Flecken auf dem vereisten Wegkörper. Da andere Farben als Grün und Weiß im Wald immer verdächtig erscheinen, stoppte ich mein Auto und stieg aus. Zunächst sahen diese verlaufenen Flecken alles andere als verdächtig aus, aber nach ein paar Schritten rechts und links vom Weg herunter war schnell klar, daß hier einige Sauen durchgezogen waren, von denen mindestens eine etwas stärker schweißte.

Nun gibt es ja viele verschiedene Ursachen, wodurch so ein „Wutzchen" schweißen kann, aber: „Trau, schau, wem!" und rechne mit dem Schlimmsten! Leider konnte man den Fährten nur wenige Meter sicher folgen, auf denen auch weiter kein Schweiß oder ähnliches zu entdecken war.

Der verharschte Schnee und die fortgeschrittene Jahreszeit ersticke doch sehr schnelle die Gelüste auf eine größer angelegte Saujagd in der besagten Abt. 29. Außerdem ist nicht jede schweißende Verletzung eine lebensgefährliche Wunde. Wie oft reißen sich Sauen bei schneller Flucht und vereistem Untergrund die Ballen oder das Geäfter auf und schweißen dann in der Fährte.

Also, ruhig Blut, tief durchatmen, und auf dem kürzesten Wege zum Forsthaus zurückfahren. Nachdem ich meiner Frau von den Saufährten erzählt hatte und sie auch nicht sehr ermutigend (in Bezug auf eine Drückjagd) auf mich einwirkte, hatte ich den Samstag als Jagdtag (Dienst-

130

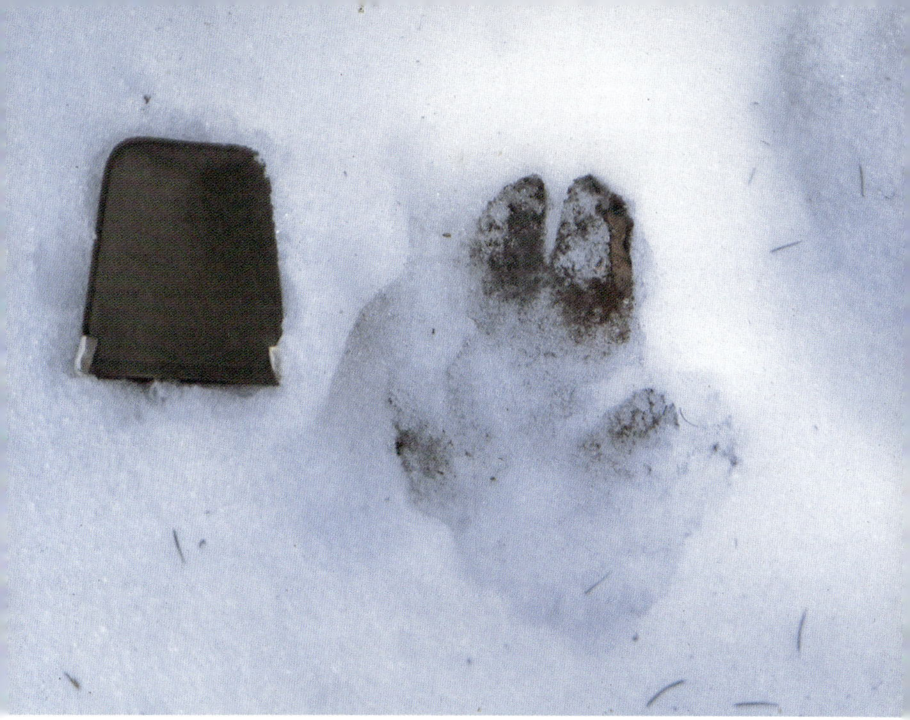

Trittsiegel eines Keilers; daneben Schlüsselmappe zum Größenvergleich

Erfolgreich abgeschlossene Jagd

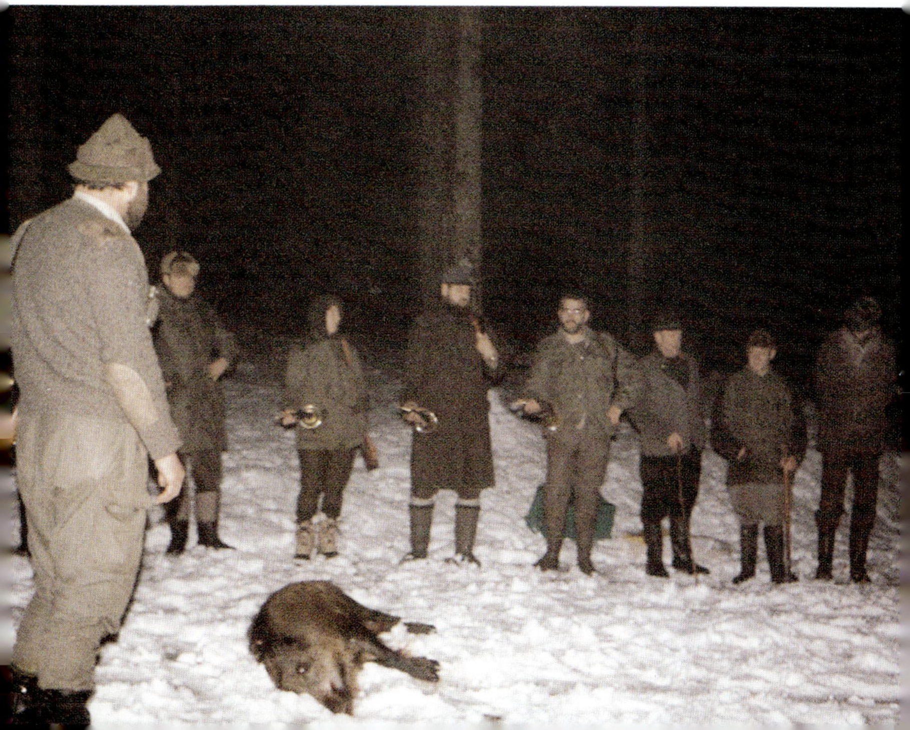

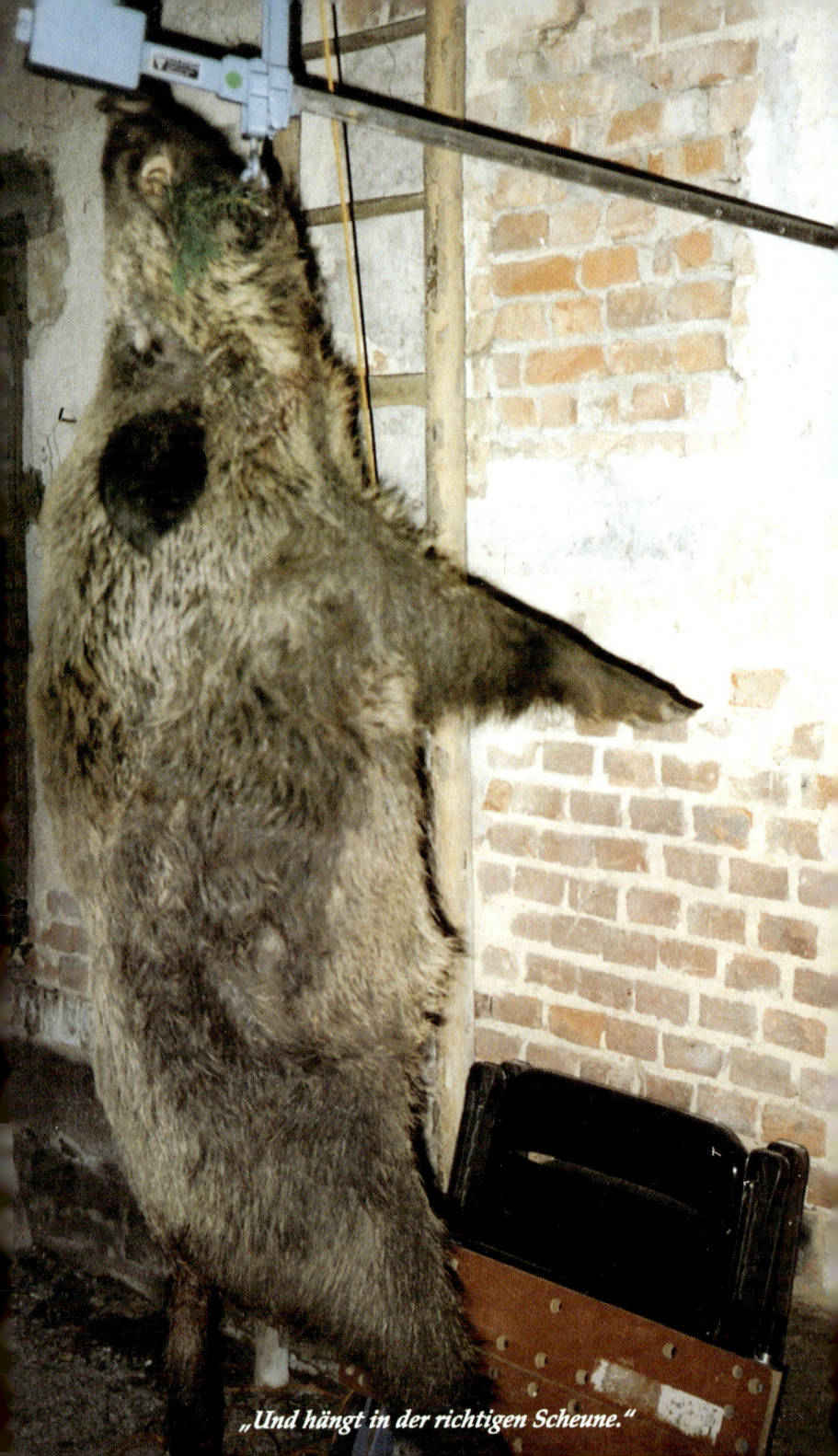

„Und hängt in der richtigen Scheune.“

Tag!) dann schnell zu den „Akten gelegt". Am Abend schaute mein Mitjäger Wolf noch einmal vorbei und berichtete ebenfalls von eben diesen Saufährten mit Schweiß im Michelsholz und erwog ein Ansitzen an der Abt. 29. Ich winkte mit der Bemerkung ab, daß die armen Schwarzkittel doch endlich einmal Ruhe bekommen müßten und er ihnen doch eine erholsame Nacht im Staatswald gönnen sollte. – So geschah es dann auch!

Weiß Diana, aus welchen Gründen wir am nächsten Morgen, dem Sonntagmorgen, schon um 8.00 Uhr beim Frühstück saßen. Ohne Diskussion war klar, daß wir beide den gleichen Drang hinaus in das Revier verspürten, und unseren „Man-kann-ja-nie-wissen-Blick" aufgesetzt hatten. Wir standen ja nicht unter Zeitdruck, und nach einem ausgiebigen und gemütlichen Frühstück gestalteten wir unser Äußeres „reviertauglich".

Zwei Grad plus und leichter Nieselregen ließen den Schnee immer mehr verlaufen, so daß von Abfährten keine Rede mehr sein konnte. Trotzdem wurde die Abteilung 29 einmal mit dem Auto umrundet, wohl wissend, daß es sinnlos war. Mich zog es eigentlich wieder heimwärts, aber meine Frau bestand darauf, daß der kürzeste Heimweg nur über das Zillbacher Gründchen führen würde. Das lag zwar entgegengesetzt vom Forsthaus, aber wer ist stark genug gegen weibliche Logik, besonders wenn sie so hübsch verpackt ist. Außerdem gibt ja der Klügere bekanntlich immer nach, und so fuhren wir langsam, immer die Augen auf die Bankette des Weges gerichtet, in Richtung Michelsholz.

Die letzten Meter zum Gründchen hinunter sind sehr steil und bei den vereisten Wegen nur mit Vorsicht zu bewältigen. Im ersten Gang, ganz langsam, tasteten wir uns um eine Wegbiegung herum, als lauter jagdlich-grün vermummte Männer mit Gewehren vor uns auf unserem Weg

auftauchten. Man muß wissen, daß hier die linke Weg-
kante gleichzeitig Jagd- und Forstreviergrenze bedeutet.
Ich hielt den Wagen an, und wir stiegen aus. Lauter be-
kannte Gesichter sah ich vor mir, nur alle, wie selbstverständlich, ein klein wenig auf staatlicher Jagdfläche und
in voller Aktion.

An meinem Gesichtsausdruck und meiner sarkasti-
schen Bemerkung, daß ich hier gerne „mitspielen" würde, erkannten einige meine leicht „eruptive" Stimmung
und beeilten sich, mir die Situation zu erklären. Man hatte am Vortag in tieferen Lagen eine Rotte Sauen bejagt,
eine auch erlegt, aber den Rest, teilweise beschossen und
leicht schweißend, hier herauf in den Staatsforst verjagt.
Eine schwächere Sau hätte sich abgesondert und stecke
nun wohl in dieser kleinen Dickung der angrenzenden
Zillbacher Jagd.

Ein Hundeführer mit einem Kleinen Münsterländer
stand bereit, die Nachsuche durchzuführen, die restlichen
Herren waren im Begrifff, die Dickung zu umstellen. Da
durchaus die Chance bestand, daß die kranke Sau als
Überläufer den Staatswald aufsuchen könnte, um ebenfalls in die Abt. 29 zu gelangen, reihte ich mich kurzent-
schlossen in die Mannschaft ein und besetzte die fiskali-
sche Grenze, was natürlich nicht nur fröhliche Gesichter
hervorrief.

Während noch leise diskutiert wurde, machte mich
meine Frau auf schreckendes Rehwild im etwa 200 Meter
entfernten Bachgrund aufmerksam. Wir schauten uns vielsagend an, ohne ein Wort darüber zu verlieren. Wir waren beide davon überzeugt, daß sich hier das kranke
„Schweinchen" sicherlich schon auf Wanderschaft befand
und heimlich auf Nimmerwiedersehen aus dem Staub
machte. Aber manchmal kommt es ja auf der Jagd eben
anders, als man denkt.

134

Als der Hundeführer auf unserer Dickungsseite auftauchte, ohne neue Erkenntnisse gesammelt zu haben, rief meine Frau spontan hinter ihm her: „Warten Sie, ich komme mit Ihnen!" Ehe ein Widerspruch von mir oder dem Hundeführer möglich war, hatte sie sich wie selbstverständlich in die laufende Nachsuche eingereiht, ohne einen Kommentar von irgend jemandem zu erwarten. Sie hatte ein Gespür für die Dinge, Augen wie ein Luchs und kannte fast alle Tricks aus ihren Jahren als „Copilot" bei unseren eigenen Nachsuchen. Ihr machte so schnell keiner etwas vor, und so wußte ich den Hundeführer in guten Händen.

Da man sonst immer selbst hinter dem Hund hängt, ist Warten am Dickungsrand ein übles Geschäft und stellt einen auf eine harte Probe. Endlich erschien der Kleine Münsterländer wieder, hinter ihm sein Herr und dicht dahinter meine Frau. Nichts! Die Sau mußte die kleine Dickung wohl verlassen haben.

Die Nachsuche wurde abgeblasen und nach eingehender Beratung der Revierpächter als aussichtslos und damit als beendet erklärt. Nach kurzer Verabschiedung kehrte bald wieder Ruhe im Zillbacher Gründchen ein, und wir setzten unsere Revierfahrt weiter fort. Jetzt paßten wir natürlich doppelt auf, aber bei aller Mühe war nirgends etwas Greifbares zu erkennen, geschweige denn eine Fährte aufzunehmen.

Also doch aussichtslos! – Am späten Vormittag saßen wir dann bei einer kleinen Brotzeit am Küchentisch beieinander. Unsere ganze Unterhaltung drehte sich nur um die kranke Sau. Dem Hundeführer attestierte meine Frau eine ziemlich ausgereifte Ahnungslosigkeit und erzählte mir, daß sie deutliche Saufährten in der Dickung gefunden habe, die nach unten aus den Fichten herausgeführt hätten. Nur im angrenzenden Kiefernaltholz mit hohem

Beerkraut sei die Fährte nicht mehr zu halten gewesen, ging aber eindeutig in Richtung des schreckenden Rehwildes im Grund.

Da mir abgebrochene Nachsuchen immer ein Greuel sind, entschloß ich mich, ein zweites Mal in das Michelsholz zu fahren. Ich wollte den Grund zur Sicherheit noch einmal zu Fuß ablaufen.

Meine Frau zog es nun vor, zu Hause zu bleiben, da sich für den Nachmittag Besuch (auch ein Jäger) angesagt hatte, mit dem wir gemeinsam Kaffee trinken wollten.

Die Kontrolle „per pedes" ergab zunächst auch keine neuen Erkenntnisse. Weder Rehwild- noch Schwarzwildfährten waren zu erkennen. Offenbar war die Eisschicht stark genug, um auch einen schwächeren „Kujel" zu tragen, ohne ihn in den Harsch einbrechen zu lassen.

Nachdenklich und trotzdem ratlos stand ich mitten auf der vereisten Wegspinne, als mir hauchfeine, aquarellartig verlaufene gelbe Flecken, in einer regelmäßigen Reihenfolge auffielen. In Abständen von ca. zwei Metern zeigten sich diese etwa handtellergroßen, verlaufenen Flekken; kaum auszumachen.

Auf Händen und Knien versuchte ich nun den kaum sichtbaren Zeichen zu folgen. Im angrenzenden Fichtenbestand konnte man mit einiger Phantasie dieses Farbband mehr erahnen als erkennen. Langsam wuchs die Gewißheit, daß es sich hier wohl um die Krankfährte der Sau handeln mußte, und diese Flecken aus stark verwässertem Schweiß bestanden.

Mittlerweile war ich bereits einige Meter in der dritten angrenzenden Jagd gelandet. Ich muß anmerken, daß hier im Zillbacher Gründchen nur ein ca. 100 Meter breiter Staatswaldstreifen hindurchläuft, der aber die Jagdflächen teilt. Auf der einen Seite die Zillbacher Jagd, auf der anderen die Uttrichshausener, in der ich mich jetzt befand. Auch diese Jagdfläche ist hier mit dem Staatswald verzahnt und lediglich 300 Meter breit. Anschließend kam wieder die bereits erwähnte Abteilung 29 meines Staatswaldreviers.

Allem Anschein nach wollte die kranke Sau dort Zuflucht nehmen, denn der Dickungskomplex war immerhin an die drei Hektar groß und stellenweise bürstendicht. In diesem Teil der Uttrichshausener Jagdfläche waren eigentlich nur relativ kleine dickungsähnlichen Partien. Schwer daran zu glauben, daß sie hier stecken würde.

Es war jetzt fast 12.00 Uhr Mittag, und die Zeit begann uns, wie immer, in hohen Fluchten abzuspringen. In Eilschritten ging es zurück zum Auto und dann, im Fahrstil eines Walter Röhrl, zur Ostflanke der Abt. 29. Wenn, dann konnte die kranke Sau nur auf dieser Seite in die Dickung eingewechselt sein.

Wieder mußte zu Fuß und mit großer Sorgfalt auf dem vereisten Wirtschaftsweg nach verlaufenen, gelben Flecken Ausschau gehalten werden. Diesmal war nichts zu entdecken – noch einmal in umgekehrter Richtung – auch nichts! Ergo: Die Sau mußte wohl doch irgendwo in der Uttrichshausener Gemeindejagd stecken!

Mit dem Gefühl im Bauch, daß dieser Frischling (um einen solchen mußte es sich hier handeln) zu finden sei, eilte ich heimwärts. Unser Besuch war bereits eingetroffen, und nach Erklärung der Sachlage wollte er mit von der Partie sein und fuhr noch einmal nach Hause, um sich jagdlich Auszurüsten. Am vereinbarten Treffpunkt wollte er pünktlich um 14.30 Uhr wieder zur Stelle sein. Zunächst telefonierte ich mit dem betagten Jagdpächter, „Diegelmanns Willi", im Nachbardorf. Der verwies mich an seinen Jagdaufseher Klaus G., einige Ortschaften weiter, da ihm selbst für solche Aktionen bereits die nötige

Beweglichkeit fehlte. Ich hatte Glück: Klaus war zu Hause und bereit, die Nachsuche zu organisieren. Halt, halt – die Zügel sollten schon in meiner Hand bleiben! Erstens hatte ich die Sau ja auch aufgespürt, und zweitens hatte ich hierbei schon so manches Chaos (im Bezug auf Klaus, denn man kannte sich gut!) erlebt. Widerwillig war er zu solchen Zugeständnissen bereit und bescheinigte mir auch die größere Erfahrung. Bei der Aktivierung weiterer Schützen wollte er aber behilflich sein und obendrein auch noch drei Treiber besorgen. Für alle Fälle!

Am vereinbarten Treffpunkt, auf dem Hof der Gastwirtschaft von „Diegelmanns Willi", standen dann zur ausgemachten Zeit immerhin 10 Schützen für die Nachsuche bereit. Für eine so kurze Alarmierungszeit und einen Sonntag ganz beachtlich. Günter war mit seinem Jagdterrier „Tiger" ebenfalls zur Stelle, um die winzigen Dickungsteile, die als Unterschlupf für die kranke Sau in Frage kamen, durchzudrücken.

Um keine Zeit zu verlieren, beschlossen wir, gleich den ganzen Teil der Uttrichshausener Jagd, der in den Staatswald hineinragte und Exklave genannt wurde, so gut es ging, in einem zu umstellen.

Nachdem „Tiger" geschnallt war, in Windeseile die kleinen, aber bürstendichten Fichtenpartien abgesucht hatte, und keinerlei Reaktion zeigte, breitete sich Ratlosigkeit aus. War der Frischling doch in die Abt. 29 eingewechselt? Bevor diese Frage ausdiskutiert werden konnte, setzte ein leises Rauschen ein: Es regnete. Erst leise und langsam, dann immer kräftiger. Dunkle Wolken hatten sich aufgebaut und versetzten alles in ein diffuses Dämmerlicht. Jetzt regnete es „Bindfäden"!

Da es bekanntlich kein schlechtes Wetter gibt, sondern nur schlecht angezogene Jäger, wurde der Umzug in den Staatswald beschlossen, um die Abteilung 29 durchzudrücken, das heißt vom Jagdterrier absuchen zu lassen. „Tiger" hatte schon einiges an Erfahrung hinter sich (welcher Terrier hatte das nicht?), war aber von Fall zu Fall unterschiedlich einzustufen. Mal „Spitze", mal konnte ihn sein Herr „erwürgen"!

Die Entfernung zur Abteilung 29 war nicht allzu groß, so daß die kleine Karawane zu Fuß dorthin gelangte. Wir standen beratschlagend auf dem Randweg, als einer der Jäger auf den Boden deutete und auf kleine gelbe, wässrige Flecken auf der Eisschicht hinwies. „Peinlich", dachte ich so für mich, und als Entschuldigung, daß einem doch eigentlich gar nichts „Übermenschliches" anhaftete, wobei gleichzeitig der Gedanke aufkam, daß von nun an die Sau, wenn sie denn zur Strecke kam, wieder einmal in der richtigen Scheune hängen würde und zugunsten der Staatskasse verwertet werden konnte.

Laut und für jedermann vernehmlich wiegelte ich die kleinen gelben Flecken als irgendwelche Einläufe im Eis ab, und mahnte zur Eile.

So schnell und leise, wie es nur ging, wurde der Dickungskomplex umstellt. Die Südseite, die zur Landstraße hin lag, wurde mangels Schützen nicht, die restlichen Seiten einigermaßen dicht abgestellt. Der Regen hatte an Dichte und die Tropfen an Länge erheblich zugelegt, und er begann lästig zu werden. Wenn man ruhig stand, liefen dicke Tropfen den Lodenmantel hinunter und suchten sich den Weg in die Gummistiefel. Ein gut Teil der Tropfen verschwand aber ohne großes Aufsehen lautlos im Gewebe der Kleidung und erhöhte so nach und nach deren Eigengewicht. Goretex oder ähnliches kannte man nur aus Katalogen für Großverdiener, und so ahnte man zwar deren aber nicht dessen Vorteile.

Tiger, bereits geschnallt, jagte in der Dickung umher. Die drei Treiber waren auch aktiv und versuchten, die dichtesten Stellen der Fichtenschonung durchzudrücken. Der Terrier hatte noch keinen Laut gegeben, als einer der Treiber aufschrie: „ Hier ist eine Sau!" Tiger verstand wohl das Wort „Sau", denn sofort war er zur Stelle und ging den Frischling an. Hin und her ging nun die Jagd in der Dickung. Dazwischen immer wieder der Schrei eines Treibers: „Hier ist sie!". Sie war überall und nirgends; jedenfalls in keinem Falle in der Nähe eines Schützen.

Ich wurde auf meinem Stand immer unruhiger, und als sich nach ca. 30 Minuten immer noch nichts getan hatte, rief ich meinen Nachbarschützen zu, daß ich mit in die Dickung gehen wolle. Jeder rückte ein wenig auf, und so war die Lücke, die ich hinterlassen hatte, wieder ausgeglichen (wie im richtigen Leben!).

Im Dichten mußte ich mich erst einmal orientieren und ging in die Hocke. In einer Baumreihe erschien etwas Schwarzes, das sowohl Sau, wie auch Terrier sein konnte. Erstaunt registrierte ich, wie dunkel es bereits in der Dickung war. Jetzt gab der Hund gar nicht weit von mir Standlaut.

„Faß voran, Tiger!" brüllte ich aus voller Brust, um ihn zu unterstützen. Genau das Gegenteil trat ein: Tiger kam postwendend zu mir, liebkoste mich mit feuchter Zunge und freute sich sichtlich einen echten Kumpel in der Schonung gefunden zu haben. Erst mehrere derbe und unmißverständliche Abwehrreaktionen und das wiederholte Wort „Sau" erinnerte ihn an seine ursprünglichen Pflichten. Er verschwand erneut vor mir im Dichten.

Jetzt fiel am Dickungsrand ein Schuß. Ich verhoffte und wartete auf irgendwelche Reaktionen oder Zeichen, daß die Sau zur Strecke gekommen war, aber nichts dergleichen geschah. In diesem Moment wurde der Terrier wieder laut, und erneut ging die Hatz ganz in meiner Nähe vorbei. Weiter in der Hocke verharrend, bemerkte ich etwas Kaltes, Feuchtes meinen Nacken herunterrieseln, die Vertiefung meiner Wirbelsäule als Bachbett nutzend, um äußerst unangenehm in der Falte meines Hinterteils zu verschwinden. Der Lodenmantel hatte den hinhaltenden Widerstand gegen den Regen aufgegeben und gewährte ihm freien Zugriff auf mein Innenleben. Dem Forsthut war es auch schon egal, was innen oder außen bedeutete, und er entließ kleine Bäche über Gesicht, Bart, Ohren und Nacken in Richtung Gummistiefel. Dummerweise kamen all diese Rinnsale auch dort an, und so kann sich jeder vorstellen, wie sehr man ein Ende dieser Schinderei herbeisehnte.

Jetzt fiel wieder ein Schuß! Diesmal gar nicht weit entfernt von mir. Kurz darauf dann der heiß ersehnte Ruf: „Sau liegt!".

Der Weg aus der Dickung kam noch einmal einem „Spießrutenlauf" gleich, da mittlerweile durch den anhaltenden Regen die Eisschicht aufweichte und Schnee- und Eisreste geräuschvoll von den Ästen gleiten ließ. Mehr kriechend als aufrecht gehend, war ich endlich draußen auf dem Weg angelangt.

Walter J., der eigentlich gemütlich bei uns zu Hause bei einer Tasse Kaffee sitzen sollte, war der glückliche Erleger der kranken (laufkranken) Sau. Durch Zuruf versammelten sich bald alle beteiligten Jäger um die gestreckte Sau, wünschten dem Erleger Waidmannsheil, verfluchten im gleichen Atemzug den gräßlichen Dauerregen und mahnten zur Eile beim Versorgen des Stückes. Mit allen Varianten der jagdlichen Handwerkskunst vertraut, ahnte ich den tieferen Sinn dieses Drängens. Die Gelüste nach „Diegelmanns" Gaststube war auf ihre Gesichter geschrieben, und ich begann eiligst vorzubeugen:

„Mit soviel Wasser in der Kleidung geht man brav nach Hause und legt sich trocken oder läßt sich trocken legen!"

Aber scheinbar war niemand außer mir naß geworden! Der Erleger, dessen Ehefrau ja bei uns zu Hause im Forsthaus saß, freute sich über sein unverhofftes Jagdglück und bestand darauf, wenigstens ein Bier und einen Schnaps auf die Sau auszugeben. Mein eigener Widerstand schwankte zwischen Freude, Erleichterung und der Erkenntnis, daß man wohl wieder einmal Schindluder mit der eigenen Gesundheit trieb. „Aber nur ein einziges Bier, dann muß ich nach Hause! Ich hole mir sonst noch den Tod, denn ich habe keinen trockenen Faden mehr am Leib und bin naß bis auf die Knochen!"

Der kurze Fußmarsch zu unseren Autos, die ja noch in der Nachbarjagd standen, konnte nichts an meinem Zustand ändern. Wenigsten spürte ich die Kälte dabei nicht! Das „Wutzchen" wurde in den Kofferraum gelegt, und ab ging es in die Nachbarortschaft, in die beliebte Gastwirtschaft von „Diegelmanns Willi", die sinnigerweise „Zum Hirsch" hieß. Daß die Sau nun im Staatssäckel verschwand, schmeckte ihm nicht sonderlich, aber die Aussicht auf eine durstige und hungrige Jägerschar ließ seine Mine wieder aufhellen.

Die mit Wasser vollgesogenen Lodenmäntel und Jakken wurden an den Garderobenständer gehängt, und sofort bildeten sich immer größer werdende Wasserlachen darunter. Beim Versuch, sich auf einem Stuhl niederzulassen wurde ich schmerzlich und unangenehm daran erinnert, daß nicht nur meine Außenhülle durchnäßt war, sondern auch der Rest der Kleidung einem vollgesogenen Schwamm glich. Innerlich schwor ich mir zum wiederholten Male, nach einem Bier und einem Schnaps sofort nach Hause zu fahren. Gottseidank hatte Willi den Kachelofen der alten Wirtsstube ordentlich aufgeheizt, so daß ich stehend – wie eine Vogelscheuche – vor einem Warmluftschacht Stellung bezog. Jede Bewegung erinnerte mich an den Zustand meiner Kleidung, war absolut unangenehm und wurde tunlichst vermieden. Nur gegen das Anheben der Arme war der innere Wiederstand nicht ganz so ausgeprägt, so daß der Genuß eines „Waidmannsheil-Bieres" nicht gar so schwer fiel. Eine Schnapsrunde folgte auf dem Fuß, und so war der andere Arm auch etwas beschäftigt und in Bewegung. Nach kurzer Zeit war die Nässe nur noch im Rücken und in den Gummistiefeln unangenehm spürbar.

Noch ein Bier, noch ein Schnaps, dann begeben wir uns gleich nach Hause – schließlich ist es ja Sonntag! Ausserdem warten unsere Frauen ja zu Hause auf uns. Apropos Frauen – eigentlich könnten die ja auch hierher kommen! Ein kurzes Telefonat zum Forsthaus, von wem auch immer getätigt, brachte die Zusage meiner und Walters Frau auf baldiges (und freudiges) Erscheinen.

Irgendeiner gab schon wieder eine Runde, dann der Wirt, dann irgend ein anderer. In schneller Folge wurden die „Antiinfluenzakredenzien" verschrieben, geliefert und auch brav eingenommen. Meine Proteste gerieten auch immer leiser, und von der anfänglichen Nässe war wohl nicht mehr das meiste zu spüren. Der Warmluftofen tat sein Bestes dazu und hatte auch Erfolg damit.

Mittlerweile waren unsere Frauen eingetroffen und mit ihnen auch Helmut R., der Pächter der Oberkalbacher Gemeindejagd. Er hatte zwar nicht an der Nachsuche teilgenommen, fühlte sich aber bemüßigt, auch noch einen für unsere allgemeine Gesundheit auszugeben, und so folgten noch ein Bier und ein Schnaps. Die Stimmmung erklomm langsam eine Hochsitzsprosse nach der anderen, und die Sprüche wurden immer lockerer. Endlich waren auch meine Kleider wieder halbwegs getrocknet, und in der sicheren Erwartung, am nächsten Tag eine ordentliche Erkältung eingefangen zu haben, wurde noch eine „Gesundheitsrunde" bestellt. Da auch das Hinsetzen auf einen Stuhl nicht mehr mit unangenehmen Gefühlen verbunden war, gab ich gerne meine Sonderstellung am Warmluftschacht auf, und schob mich nun mitten unter die lautstark diskutierende und immer dreister „lügende" Meute.

Draußen war es mittlerweile tiefe Nacht geworden, ohne daß der Blick auf die Uhr einen in Schrecken versetzte. Hier und da wurde der Ruf nach etwas Eßbarem immer vernehmlicher, und der Wirt bot uns aus seiner reichhaltigen Speisekarte das einzig verfügbare „Massengericht" an, nämlich heiße Bauernwürstchen mit Kartoffelsalat. Da durchnäßte Jäger auf Gesundungstrip alles aufnehmen, was sich ihnen an Atzung bietet, war sofort klar: „Würstchen für alle!". Leider gibt es auf staatlichen Jagdflächen keinen amtlichen Spender, so daß jeder bei Bestellungen in eigener Verantwortlichkeit handelte. Aber wichtig war zunächst die Befriedigung niedrigster Elementarbedürfnisse, von denen bisher nur das Durstgefühl ausreichend bekämpft worden war.

Die bestellten Würstchen standen schnell auf dem Tisch, und in der etwas gedämpften Pause nach dem Essen fragte einer in die Stille hinein: „Wie schwer war denn das Wutzchen überhaupt?" Da alle auf Schätzungen angewiesen waren, schwankten die Gewichtsvermutungen zwischen 20 und 40 Kilogramm. „Wiegen!" riefen einzelne besonders eifrige. „Schätzen!" wieder andere. „Holt die Sau rein!" schlugen die ganz Mutigen vor. Ein Blick in das Gesicht des Wirtes signalisierte schmunzelnde Zustimmung für ein solches Vorhaben. Da auf die Frage: „Dürfen wir?" ein zustimmendes Nicken kam, sprangen gleich zwei Mann mit meinem Autoschlüssel bewaffnet auf den Hof, um das Schweinchen in die Gaststube zu bugsieren. Ein anderer schlug vor, die Sau waidgerecht

144

auf Fichtenreisern zur Strecke zu legen. Wieder ein anderer schlug den kleinen runden Tisch vor, der ja schließlich für solche Zwecke in der Wirtschaft stünde. Die Wogen schlugen in Erwartung der kommenden Dinge hoch, und eine erneute Runde wurde notwendig. Unvermutet kam jemand mit einem Arm voll Fichtenreisern, ein anderer schob den kleinen runden Tisch in die Mitte der Gaststube, als auch schon die Sau hereingetragen wurde.

Der Frischling fand nun, fachgerecht zur Strecke gelegt, auf den Reisern und dem kleinen runden Tischchen seinen gebührenden Ehrenplatz.

„Wie schwer ist er denn nun?" richtete ich meine Frage an die Runde. „Willi, wir brauchen Zettel, jetzt wird der Schwarzkittel geschätzt! Wie beim Hasenschätzen! Jedes Gramm drunter oder drüber kostet einen halben Pfennig!". Alles lachte und war bereit, an dem Experiment teilzunehmen. Schnell wurden Zettel und Stifte geholt, und jeder verzog sich zu seiner persönlichen Einschätzung in eine Ecke. Dem einen oder andern wurde es jetzt mulmig bei der ernsthaften Auseinandersetzung mit der Sau.

Es wuchs die Erkenntnis, daß ein Kilogramm aus 1000 einzelnen Gramm besteht und es unter Umständen richtig Geld kosten konnte! Wog sie nun 20, 30 oder 40 Kilo? Nicht jeder der Anwesenden hatte des öfteren mit Schwarzwild zu tun, und der Vergleich mit Rehwild ist auf Grund der körperlichen Proportionen mehr als problematisch. Nach drei Minuten sammelte ich die Zettel, mit Namen und Gewichtsangabe versehen, wieder ein.

„Wo können wir die Sau wiegen?" galt unsere Frage an Willi, der mit vielsagender Mine vor uns her, in Richtung der angrenzenden Metzgerei schritt. Hier hing eine große Balkenwaage, an der jetzt der Frischling unter fachkundiger Aufsicht gewogen wurde. Langsam pendelte die

Waage aus, und der Schieber stand schließlich genau auf 29,00 Kilogramm.

Einige lachten – andere jedoch stöhnten auf: Sieger und Besiegte!

Laut diskutierend ging es zurück in die Gaststube. Zettel für Zettel wurde jetzt vorgenommen, das aufgeschriebene Gewicht kontrolliert und der zu entrichtende Obulus errechnet. Häufig mit einem „Oh" oder schadenfrohen Lästereien begleitet, wurde das Geld sofort eingesammelt. Der Erleger der Sau und seine Frau hatten in ihrer freudigen Stimmung am weitesten danebengeschätzt und mußten zusammen 36,00 DM in den Sammelhut legen. Unter fröhlichem Gelächter wurde die Summe ermittelt. 136,00 DM waren auf diese Weise zusammengekommen. Jetzt hatten wir Geld, waren aber weder hungrig noch weiterhin übermäßig durstig.

Nach lautstarker Beratung stand fest: Von dem Geld wollten wir die Würstchen des heutigen Abends bezahlen und vom Staat die Sau erwerben , um sie gemeinsam mit unseren Frauen am kommenden Wochenende zu verzehren. Das Geld mochte zwar nicht ganz für beides ausreichen, aber eine Umlage beim Verzehr würde schon den notwendigen Rest erbringen.

Der Sohn von „Diegelmanns Willi", Waldemar, erklärte sich bereit, den Frischling im Konvektomat seines Gastronomiebetriebes zuzubereiten, während das eigentliche Essen in den Gasträumen seines Vaters stattfinden sollte. Als Beilagen wurden Klöße und Rotkohl auserkoren.

Nun schlug die Stimmung noch einmal hoch, und mit erneuten Getränkerunden wurde alles vertraglich abgesichert. Da meine Frau keinen oder nur ganz geringe Mengen Alkohol zu sich nimmt, war nach Vertragsabschluß wenigstens einer von uns beiden absolut fahrtüchtig. Ich weiß zwar nicht, wer von uns beiden gefahren ist, jedenfalls waren wir schließlich wohlbehalten auf dem Forsthof angekommen, und die erwartete Erkältung am nächsten Tag war auch ausgeblieben. Also muß das Ganze doch auch irgendwie gesund gewesen sein!

Eine Woche später trafen wir uns im „Hirschen" wieder. Alle waren fein angezogen, und keiner bis auf die Knochen durchnäßt. Das Schweinchen hat übrigens um die 150,-- DM gekostet und für 250,-- DM geschmeckt. Alles war hervorragend, nur die Stimmung war halt ein bißchen steifer als eine Woche vorher. Ob's an den vielen Frauen gelegen hat? Jedenfalls auf Nachsuchen im strömenden Regen, der so eine Menge vergnüglicher Stunden folgen, werde ich mich in Zukunft immer wieder freuen, denn erst die Gelegenheit macht Diebe!

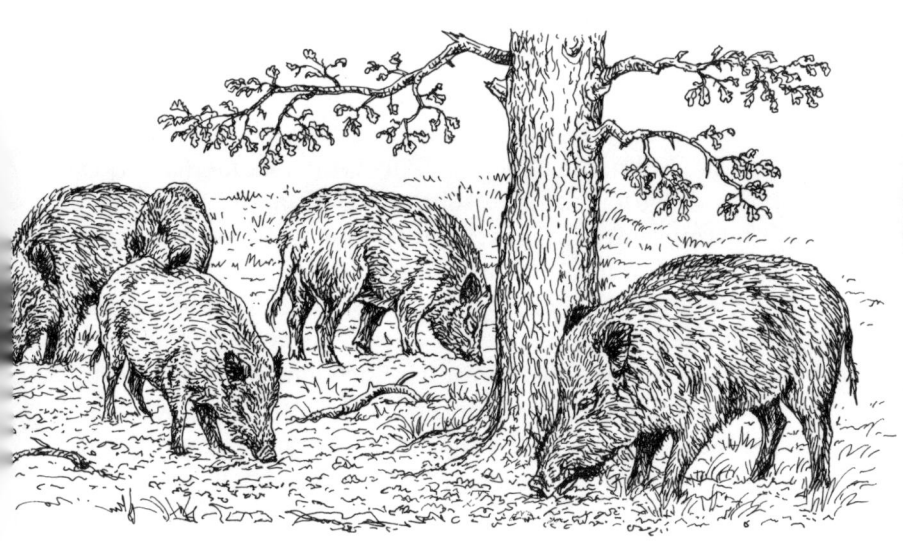

Saujagd unter uns „Pfarrerstöchtern"

oder

Coras Meisterstück

Man glaubt seinen Hund zu kennen und seine Qualitäten einschätzen zu können. Meistens geht dieses ja auch in Ordnung, aber bei manchen Gelegenheiten eben doch nicht. Manchmal haben sie einen großen Tag (menschlich gesehen), überraschen einen selbst und, wie in diesem Fall, die gesamte Mannschaft.

Ein „Schlüsselerlebnis", nicht nur für meine Hündin, sondern auch für mich! Nach dieser Jagd war „der Sack geplatzt", wie man so schön sagt, und mein Hund interessierte sich nur noch für Schwarzwild, von dem ich ihn lange Zeit eigentlich ferngehalten hatte. Aber einmal ist immer das erste Mal – so mußte es denn sein. Und die Geschichte begann so:

Sonntagmorgen – die Schneepracht der letzten Tage wurde durch einen Regen erster Güte Zentimeter um Zentimeter aufgefressen. Extra früh aufgestanden, um zu kreisen, stand ich nun im Schlafanzug am Fenster und schaute den Bindfäden zu, die vom Himmel regneten. Mit den Worten: „Heute läuft nichts mehr!" machte ich einen Satz zurück ins Bett und empfand das Schweigen des Weckers als besonders wohltuend.

Irgendwann waren wir dann doch aufgestanden, genossen in sonntäglicher Garderobe (einmal kein Grün), das „Frühmi", eine Mischung aus Frühstück und Mittagessen, neudeutsch „Brunch" genannt, und waren froh, den Tag in Ruhe verbringen zu können. Das ging solange gut, bis gegen 11.00 Uhr das Telefon klingelte. Mit Verwandtschaft rechnend, schickten wir uns gegenseitig an den

Apparat. Meine Frau ging schließlich dran (der Klügere gibt nach!) und hob den Hörer ab, während ich mich in einen anderen Raum verzog. Ihr lauter Ruf: „Günter hat Sauen fest!" lockte mich natürlich sofort in das Büro zurück, wo sie mir schon den Hörer entgegenhielt.

„Du willst Saujagd machen? Bei dem Wetter? Bist du verrückt?" waren meine ersten Worte. Er lachte nur! Dann erzählte er mir von seinem Kreisen am Morgen, daß es bei dem Naßschnee hervorragend gegangen sei und daß er nun eine Rotte von sechs Sauen festhabe. Wohl eine Bache mit fünf Frischlingen. Und die steckten in der Versuchsfläche in der Nähe der „Jägereiche"! Nicht nur, daß diese Fläche nicht größer als ein Hektar war, nein, sie ließ sich auch noch hervorragend abstellen. Alles Gründe, bei so einem „Sauwetter" eben doch eine Saujagd durchzuführen.

Sonntags war es immer ein bißchen problematisch, Schützen zu bekommen, und so fragte ich Günter: „Wieviel und wer?" – „Höchstens sechs Mann und nur wir Pfarrerstöchter!" war seine Antwort. „Unsere Frauen und die Andrea (seine älteste Tochter) gehen durch, und du mußt eben mal deine Cora schnallen!". Damit war alles gesagt, und um 14.00 Uhr wollten wir uns an der Jägereiche treffen.

Genügend Zeit für eine gründliche Vorbereitung. Das Haus wurde jetzt nach allen möglichen wetterfesten Kleidungsstücken abgesucht, um diesem gewaltigen Regen widerstehen zu können. Für meine Frau Gummihose, Ostfriesennerz und Südwester und für mich natürlich den Lodenmantel. Er würde für die Dauer der kleinen Jagd dem Regen trotzen, auch wenn er nachher zentnerschwer das Wasser gebunden hätte. Für die Füße kamen nur Gummistiefel in Frage, aber die Kopfbedeckung warf Probleme auf. Irgendwann würde auch der „Forstfilz" den

150

Wassermassen nicht mehr standhalten und durchweichen. Egal, es würde ja nicht lange dauern! Außerdem hatte der Regen ja noch die Chance, ein wenig nachzulassen. Für den Hund wurden einige alte Frotteetücher und eine warme Decke ins Auto gelegt, denn auch er hatte ein Recht darauf, nach der Jagd ordentlich versorgt zu werden. Er war kein Zwingerhund und damit nicht unbegrenzt wetterfest.

Pünktlich versammelten sich die wenigen „Gerufenen" am vereinbarten Treffpunkt, einer sehr alten, ehrwürdigen Eiche, die als „Jägereiche" unter Denkmalschutz steht.

Der Regen hatte seine Chance nachzulassen nicht genutzt und mußte nun sehen, wie er zurecht kam. Wir jedenfalls waren gerüstet: Kragen hochgeklappt, Genick ein- und Hüte weit heruntergezogen, Laufmüdungen zugeklebt! Die Stimmung war gut bei den sechs Schützen und den drei Treiberinnen. Jeder wußte, daß das Wasser heute niemanden verschonen würde, weder in der Dickung noch außerhalb. Die Vorbereitungen waren schnell getroffen und die Schützen rund um die quadratische Fichten/Lärchen-Dickung abgestellt. Die Frauen sollten auf dem Einwechsel folgen, bis sie an den Kesseln waren, und dort die Hündin schnallen. Alle hatten schnell ihre Stände eingenommen, und etwaige Geräusche wurden vom Rauschen des Regens übertönt. Anblasen!

Mühsam versuchten unsere drei Damen (nein, mit Hund vier), den Einwechsel zu halten. Der anhaltende Regen hatte die Fährten bereits aufgelöst und die Schneehöhe weiter reduziert. Nach kurzer Zeit hörten wir ihren Ruf: „Wir können den Einwechsel nicht mehr halten, wir schnallen jetzt die Cora!" Jeder faßte nun sein Gewehr fester, denn in der kleinen Dickung würde es bald Leben geben. Trotzdem vergingen doch noch fünf Minuten, bis Standlaut zu hören war. Am hintersten Ende der Dickung, wo natürlich kein Schütze stand. Diese Fluchtrichtung war nicht eingeplant, da auf jener Seite nirgends eine weitere Deckungsmöglichkeit vorhanden war. Hoffentlich ging das gut!

Drei, vier Minuten lang Standlaut – vielleicht vor der Bache, die „Widerstand" leistete? Dann endlich Hatzlaut, der schnell quer durch die Dickung näherkam. Walter L., am Einwechsel abgestellt, ahnte, was auf ihn zukam, hatte das Gewehr schon halb oben und erwartete die wilde Jagd. Zwei Frischlinge schossen wie Kugeln aus der Dickung auf dem Einwechsel, überquerten den etwa sieben Meter breiten Wegkörper, ignorierten die hinter ihnen einschlagenden Geschosse und waren in das rettende Fichtenstangenholz auf der anderen Wegseite eingetaucht.

Sekunden später erschien mein Hund auf der gleichen Spur und verschwand auch schon in den Stangen. Die angestellten Schützen hatte er aber registriert, machte eine „Vollbremsung", untersuchte kurz die Fluchtfährten der beiden Sauen, überzeugte sich von ihrem Gesundheitszustand, wendete und nahm mit großen Sätzen wieder die Dickung an. Kurze Zeit später erklang erneut Standlaut. Auch diesmal dauerte es einige Minuten bis Hatzlaut erklang! Wieder ging die wilde Jagd in Richtung auf Walter L., der jetzt – offensichtlich zu allem entschlossen und hochkonzentriert – auf weitere Sauen wartete.

Er brauchte nicht lange zu warten! Ein einzelner brauner Kujel kam hochflüchtig auf dem Einwechsel und wurde noch mitten auf dem Weg von der Kugel aus Walters Gewehr erfaßt. Die beschossene Sau flüchtete aber weiter über die kleine Böschung und versuchte, das Stangenholz zu erreichen. In diesem Moment hatte sie aber auch schon meine Hündin erreicht, faßte sie im Nacken, warf sie um und hielt die schlegelnde Sau von ca. 35 Kilogramm fest, bis sie nach kurzer Zeit verendet war. Bei-

de waren bei dieser Aktion die Böschung herunter-
gerutscht und lagen im Graben. Cora beutelte jetzt erst
einmal ihre Sau, und ich ließ sie gewähren. Sie brauchte
heute ganz besonders das Erfolgserlebnis, Beute gemacht
zu haben.

Walter L. wollte jetzt an die gestreckte Sau herantre-
ten, sah aber nur ein strahlendes Hundegebiß und vernahm ein abgrundtiefes Knurren. Warnung genug für ihn,
sich nicht weiter der Sau zu nähern, die zur Zeit eben
noch meiner Hündin gehörte. Sie verstand in diesen Dingen keinen Spaß und war gewöhnt, ernst genommen zu
werden.

Gut, daß sich alles in meiner Sichtweite abspielte, so
daß ich Einfluß auf das Geschehen nehmen konnte. Ein
lauter Pfiff, und Cora ließ von der Sau ab!

Kurzes Anrüden und „Such die Wutz!" veranlaßten
den Hund, sofort wieder die Dickung anzunehmen und
weiterzusuchen. Unsere Treiberinnen hatten sich mittlerweile in der Dickung zusammengefunden und ein wenig
untergestellt, da ja Cora das „bißchen" erledigte.

Wieder Standlaut! Die Hündin hatte eine weitere Sau
beim Wickel und warf sie aus der Dickung. Diesmal auf
der anderen Seite, auf der kein Schütze abgestellt war.
Nur kurz war ihr Hatzlaut zu hören, dann hatte sie von
der Sau abgelassen. Später erzählte Günter, der diese Seite beobachten konnte, daß es die Bache gewesen sei, der
der Hund aber nur knappe 50 Meter folgte. Fehlende
Schützen veranlaßten Cora, umzudrehen und unverzüg-
lich wieder die Dickung anzunehmen. Kaum im Dichten,
erklang auch schon wieder Standlaut. Nach wenigen
Augenblicken ging auch dieser Laut in Hatz über und
näherte sich wieder unserer Seite. Jetzt verstummte der
Laut des Hundes, und nur das Rauschen des Regens war
zu hören.

Mein Lodenmantel nahm oben das Wasser auf, um es am unteren Saum wieder abzugeben. Kleine Rinnsale liefen an allen Ecken. Ein sogenannter „durchlaufender Posten". Gottseidank war der Mantel länger und reichte über die Gummistiefel. So blieben wenigstens die Füße trokken. Der Hut hatte seinen Widerstand gegen den Regen auch schon aufgegeben und leitete die Wasserrinnsale durch das schüttere Haar über Stirn und Nacken in die letzten trockenen Körperregionen. Sicherlich ging es den anderen Schützen genau wie mir, aber es war so viel „Aktion", daß kaum einer etwas davon bemerkte.

Jetzt erklang wieder Hundegeläut! Günter konnte auch diesmal von seinem Standplatz aus die Geschehnisse beobachten und erzählte später, daß die Hündin im weichen Schnee in der Dickung nicht so recht vorankam, hinter der Sau die Dickung verließ, einen Erdweg annahm, auf dem nicht so tiefer Schnee vorhanden war, den Frischling einzuholen versuchte, auf gleicher Höhe wieder in die Dickung hineinschoß und sofort Sichtlaut gab. Die Sau, nun in Bedrängnis geraten, wich vom Einwechsel ab und kam meinem Nachbarn, Ingolf B., der sie auch prompt beim Überfallen des Weges vorbeischoß.

Mein Hund war so dicht hinter dem Frischling, daß ich ein wenig Angst um ihn hatte. Eine kurze Schleife hinter der Sau ziehend, hatte Cora mich entdeckt. Sie kam zu mir, holte sich schnell ein paar „Liebeseinheiten" (sie war naß bis auf die Knochen) und nahm auf mein Kommando erneut willig die Dickung an. Diesmal war es eine längere Zeit still, so daß wir dachten, die Dickung sei nun leergefegt. Aber Cora belehrte uns eines anderen, wieder ertönte Laut! Diesmal sofort Hatzlaut, was darauf schliessen ließ, daß die nach unserer Rechnung letzte Sau bereits auf den Läufen war. Nach kurzer Hetze knallte es jetzt auf der Dickungsseite links von mir, und wenige Augenblicke später schallte der Ruf durch den Regen: „Sau liegt!". Hier hatte Kurti F., ein erfahrener, alter Jagdfreund, Waidmannsheil gehabt.

Jetzt konnten wir getrost abblasen, denn auch Cora zeigte nun keine Ambitionen mehr, die Dickung noch einmal anzunehmen. Sie schüttelte sich ausgiebig, so daß kurzzeitig um sie herum eine große Wasserwolke stand. Auch hielt sie ihren Kopf schräg, was wohl bedeutete, daß sie Wasser in die Ohren bekommen hatte. Kein Wunder bei den Regenmassen von oben und dem Naßschnee von unten. Kurze Zeit später hatten sich alle Schützen auf dem Weg versammelt, die Sauen wurden aufgebrochen (eine von Günters Tochter Andrea zu Lehrzwecken, da sie ja einmal ein Medizinstudium absolvieren will), und jeder, der in Coras Nähe kam, versäumte es nicht, ihr einmal das nasse Fell zu klopfen und ihr Komplimente zu machen. Sie genoß es sichtlich, mußte aber weit genug von den Sauen ferngehalten werden, da sie diese jedesmal erneut in Besitz nahm und deren Erleger in die Flucht schlug. Aber heute wurde ihr alles verziehen!

Günter beschäftigte sich ganz besonders mit ihr. Er hatte sie nach der heutigen Arbeit ins Herz geschlossen und machte mir gleichzeitig Vorhaltungen, daß ich sie nicht schon längst mal bei Saujagden geschnallt hätte. Und diese Frage stellte ich mir auch. Das heutige Erlebnis war wohl notwendig gewesen, und ich muß zugeben: Das war ihr Meisterstück!

Nachsuche auf einen Keulenschuß

oder

Der Frischling, der eine Bache war!

Winter – morgens, 8.00 Uhr, das Telefon klingelte! Am anderen Ende war der Jagdpächter der angrenzenden Gemeindejagd. „Diegelmanns Willi", schon ziemlich betagt und selber jagdlich nicht mehr allzusehr aktiv, erzählte mir von den nächtlichen Jagdabenteuern des Sohnes seines Jagdaufsehers. Der sei beim Pirschen im Schnee mit einer Rotte Sauen zusammengestoßen und habe einen Frischling oder so beschossen. Leider lag diese Sau aber nicht im Knall, sondern sei schwerkrank zu mir ins Revier eingewechselt. Wahrscheinlich Vorderlaufschuß oder so etwas! Ich solle doch einmal nachschauen, aber von ihnen hätte ausgerechnet heute morgen niemand Zeit zur Mithilfe.

Im Revier fand ich schnell an der angegebenen Stelle den Einwechsel. Dank einer dünnen Schneedecke war die Fährte gut zu halten. Sie führte in ein Buchenaltholz und zeigte auffällig kurze Schritte, fast Trippelschritte. Die Fährte verlief immer parallel zum Hang, und die Trittsiegel deuteten an, daß dieser „Frischling" schon ein paar Jahre auf der Schwarte haben mußte. Schweiß war immer wieder vorhanden, teilweise schwärzlich und stinkend. Von wegen Vorderlaufschuß! Alle Pirschzeichen deuteten auf einen Keulenschuß, wenn nicht gar auf Schlimmeres, hin.

Die Krankfährte war leicht zu halten, führte auf die Südseite des Revierteils und verschwand in einer mehrere Hektar großen Fichtendickung. Eigentlich eine leichte Sache, zumindest für einen scharfen Hund, war meine

Überlegung. Meine Hündin war derzeit etwas „unpäß-
lich", und in der Hochhitze begann sie manchmal sogar
ein wenig zu spinnen. Was lag also näher, als den Jagdterrier eines Jägers aus dem Nachbarort zu holen, der die
kranke Sau wohl binden oder markieren würde. Auch
sollte der „Aufstand" so klein wie möglich geprobt werden, so daß außer Günter nur noch mein damaliger
Revierförsteranwärter mit von der Partie war.

Um 15 Uhr standen wir mit dem besagten Jagdterrier
am Einwechsel. Der üble Geruch, der von der Wundfährte
ausging, stach uns sogar in die Nase und konnte dem
Terrier auch nicht verborgen geblieben sein. Er fieberte
vor Jagdeifer! Am Einwechsel wurde er geschnallt in der
Hoffnung, in wenigen Minuten die Sau vor uns liegen zu
haben.

Der Hund schoß davon! Mit der terriereigenen Ge-
schwindigkeit entfernte er sich, freudig Laut gebend, sau-
ber unsere Anwechselspur haltend. In der Ferne immer
kleiner und leiser werdend, konnte er zwei Tage später in
einer anderen Nachbarortschaft wieder abgeholt werden.

Mit dummen Gesichtern standen wir nun auf unserem Einwechsel. Meine Hündin mußte jetzt doch noch
herhalten. Aber die Dickung war leer, und wir kamen
vorne und hinten nicht mehr zurecht. Tags darauf setzte
Tauwetter ein, der Schnee ging auf einige Flecken zurück,
und die Aussicht auf Erfolg schmolz damit zusehends
dahin. Günter hatte auch diesen Tag mit durchgehalten,
aber man kann nichts erzwingen. So wurde die Nachsuche am Nachmittag erfolglos abgebrochen. Ein ziemlich
bitteres Gefühl blieb und nagte im „Gescheide"! Nachts
ließ mich diese Sau nicht zur Ruhe kommen, weil ich mir
immer wieder sagen mußte, daß sie irgendwo dort in der
Nähe lag und jämmerlich verenden würde. Nagende
Ungewißheit und insgeheim die Frage: „Hast du auch

alles versucht, hättest du einen anderen (besseren) Hund holen sollen?" trieb mich am dritten Tag wieder in diesen Teil des Reviers.

Sinnierend im Auto sitzend, kam mir der Gedanke an das kleine Moor in der angrenzenden Gemeindejagd, das ich bereits in der Geschichte der „Nachsuche nach Alter Väter Sitte" beschrieben habe. Hier tat sich eine winzige Chance auf!

Auf Knien suchte ich den Grenzweg ab, ohne etwas besonderes zu entdecken. Resignation machte sich breit. Ein kleiner brauner Klumpen lag vor mir auf dem Weg, und ich nahm ihn zwischen die Finger. Ach, auch nur Erde! Ich warf das Klümpchen achtlos weg. Schon ein paar Meter weiter gekrochen, kam ich mit den Fingern meiner rechten Hand in die Nähe der Nase und zuckte zusammen. Ein erbärmlicher, stechender Gestank ging von meinen Fingern aus. Gescheide, Darminhalt, Verwesung, Urin und Sau, alles in einem! Das mußte dieses braune Klümpchen gewesen sein! Hier war also die Sau durchgezogen. Ein kurzes Stück stiefelte ich in die Nachbarjagd, aber nur, um auf einem kleinen Schneefleck nochmals die Bestätigung zu finden.

Zurück im Forsthaus, kostete es am Telefon schon meine ganze Überredungskunst, Günter von einem dritten Versuch zu überzeugen. Widerwillig und nicht mehr an einen Erfolg glaubend, stand Günter um 14.00 Uhr auf dem Hof. Mein Anwärter war auch mit von der Partie und konnte als „rückwärtige Sicherung" eingesetzt werden.

Die Dame „vom Ulstergrund" wurde an dem stinkenden Klümpchen angesetzt und zog willig in den sumpfigen Kiefernbestand. Zunächst arbeitete sie meine Fußspur, sog sich aber dann doch an einer unsichtbaren Fährte fest und führte uns immer tiefer in das Moorgelände. Günter hing ein paar Meter hinter uns und beobachtete das Gelände um uns herum. Nun zog die Hündin in eine kleine Fichtenstangenholzpartie und wurde immer langsamer. Leise bedeutete ich meinem Freund, am äußeren Rand der Stangenpartie zu bleiben und aufzupassen, da ich nach dem Verhalten des Hundes die kranke Sau dort vermutete. Der Hund arbeitete nun noch langsamer, setzte sich auf die Keulen und schaute mich – irgendwie Rat suchend – an. Hatte die Hündin etwa Angst?

Leise rief ich Günter zu: „Achtung, ich schnalle jetzt den Hund, die Sau muß hier vor uns sein!"

Mütze und Jacke wurden schnell abgelegt, um Bewegungsfreiheit zu haben. Dann zog ich der Hündin die Schweißhalsung über den Kopf. Aus ihrem Blick war alle Ratlosigkeit verschwunden, und mit dem Befehl „Such die Wutz!" ging sie zügig voran. Ich konnte ihr hier nur auf dem Bauch kriechend folgen. Die Bockbüchsflinte mußte ich hinterherziehen. Meinen Hund sah ich nun zwanzig Meter vor mir einem Reisighaufen vorstehen. Aha, dort, fast wieder im freien Gelände, mußte die Sau stecken! Tot oder lebendig? Jetzt bewegte sich das Zentrum des Reisighaufens und begann sich langsam zu heben. Dummerweise versuchte die Hündin ausgerechnet jetzt in den Reisighaufen hineinzukriechen. Nun konnte ich die Sau in voller Größe erkennen – um die 70 Kilogramm, ganz schön stark für einen Frischling!

Der Hund kam jetzt rückwärts wieder aus dem Reisighaufen herausgekrochen und suchte einen neuen Zugang. Mein Handzeichen ließ ihn in Haltstellung zusammensinken und ermöglichte mir einen Fangschußversuch auf die ca. acht Meter von mir entfernt stehende Sau. Sie war schwer krank und bereits sichtlich steif. Mein Schuß mit der Brenneke zeigte keinerlei Wirkung. Ich mußte einen Ast getroffen haben, denn das Bleigeschoß war abgelenkt

160

worden und hinterließ nur eine Furche abgeschnittener Borsten auf der Schwarte. Aber die Sau war in Bewegung gekommen und versuchte, den Reisighaufen zu verlassen. Das trockene Reisig krachte unter ihrem Gewicht. Die Bockbüchsflinte war schon auf Kugel umgestellt, während das Korn langsam der Sau folgte. Nun stand sie frei, zeigte ein wenig Breitseite und gab mir Gelegenheit zu einem weiteren Fangschuß. Schlegelnd rutschte sie in einen kleinen Graben, um dort zu verenden.

„Sau tot", rief ich halblaut zu Günter herüber, und von ihm kam ein erleichtertes: „Gott sei Dank!" Dann standen wir beide an der geschundenen Kreatur, die einen fast unerträglichen Gestank verbreitete. Der Schuß saß im Waidloch, hatte den Beckenknochen zertrümmert und die Keulenmuskulatur teilweise zerstört. Alles war bereits in Gährung und Verwesung übergegangen. Wie lange hätte sich diese Kreatur noch quälen müssen! Wieder einmal wurde mir hier deutlich, daß ich meine Nachsuchenarbeit nur aus der Verantwortung der Kreatur gegenüber durchführe und daß dabei die Person des Schützen völlig nebensächlich wird. Aber manchen Jägern wünsche ich ein bißchen von dem Leiden ihres krankgeschossenen Wildes, damit sie etwas dazulernen.

Für mich selber hatte ich zum wiederholten Male den Beweis erbracht, daß man eine Nachsuche niemals frühzeitig aufgeben darf. Oftmals hat man nur eine Kleinigkeit übersehen oder dem Hund nicht voll vertraut. Um so verbissener suche ich heute nach und gebe erst auf, wenn alle Möglichkeiten ausgeschöpft sind oder die Gewißheit besteht, daß das Stück ohne größere Qualen überleben kann. Nicht jede Verletzung bedeutet gleich Krankheit und Siechtum für das Wild. Nachsuchen werden um so erfolgreicher, je mehr sich Erfahrung mit einem guten Hund und seinem Führer paart.

Die verendete Sau wurde anschließend ins Freie gezogen und genauer begutachtet. Mein Anwärter war mittlerweile auch zu uns gestoßen, mußte sich aber bei dem Anblick und dem Gestank der Sau erst einmal kräftig übergeben. Er staunte nicht schlecht, wie schwer hier auf dem Landrücken so ein Frischling werden kann, der doch eigentlich eine Bache war.

Nach dem Aufbrechen der Sau und einer näheren Untersuchung der Körper- und Fleischteile wurde von einer Verwertung abgesehen. Große Teile der Keulen waren zerstört, Lymphknoten geschwollen und alle Bindehäute fiebrig rosa verfärbt sowie das Gescheide voller Gasblasen, die zudem mit gelbem Sekret gefüllt waren. Folglich mußte man von einer starken bakteriellen Verseuchung des gesamten Fleisches ausgehen, so daß auch eine Wildbrethygieneuntersuchung keinen Sinn mehr ergab und die Sau unschädlich beseitigt wurde.

Beute

Vorsichtigen Schrittes, als störe man die Ruhe,
tritt man an das verendete Stück.
Erschrocken und unsicher, ein bißchen schlechtes Gewissen,
und doch voller Freude wird es betrachtet,
von allen Seiten ganz genau, denn selten ist man so nah.

Man bückt sich, greift vorsichtig nach der Trophäe,
fast entschuldigend streicht die Hand über das Fell,
seltsam berührt über die Wärme des Körpers. Ein Lebewesen!
Man begreift, dort liegt ein Tier, welches eben noch gelebt hat.

Aufgeschwungen zum Herrn über Leben und Tod,
erschauert man im Innersten über die Macht des Augenblicks.
Beinahe als Bitte um Verzeihung geben wir den letzten Bissen.
Mit verhaltener, tief verwurzelter Freude steckt der Bruch am Hut.

Ehrfürchtiges Wachen neben der Beute.
Zwiesprache halten mit der Kreatur,
in Achtung vor einem Geschöpf; einem Teil der Schöpfung.
Langsam entsteht ein Verhältnis, eine Zweisamkeit,
in der die zerbrechliche Freude um die Beute wächst.
Die Trophäe wird Bestandteil und Zeuge der Erinnerung,
aber ist nur ein kleiner Teil des Augenblicks.

Ein winziger Bruchteil des jagdlichen Urinstinktes wird in uns wach.
Zufriedenheit, Beute gemacht zu haben,
als Endpunkt vieler Überlegungen und Handlungen,
ein wenig eingereiht in die Abläufe der Natur,
von ihr geduldet und mit der Freude, ihr noch nicht entfremdet zu sein,
behaftet mit der nötigen Ehrfurcht vor ihr und ihren Geschöpfen.

Vor uns liegend ist die Beute noch Teil der Natur,
noch nicht ihrem Kreislauf entrissen.
Erst auf dem Weg nach Hause mit immer größerem Abstand

verändert sich ihr Verhältnis zur Natürlichkeit,
wird losgelöst und ist nur noch Fleisch.

Die Erinnerung an den Augenblick aber
bleibt zusammen mit einer noch so kleinen Trophäe
immer Bestandteil der Natur, als deren Teil wir uns verstehen
und in der wir uns jagend bewegen dürfen.

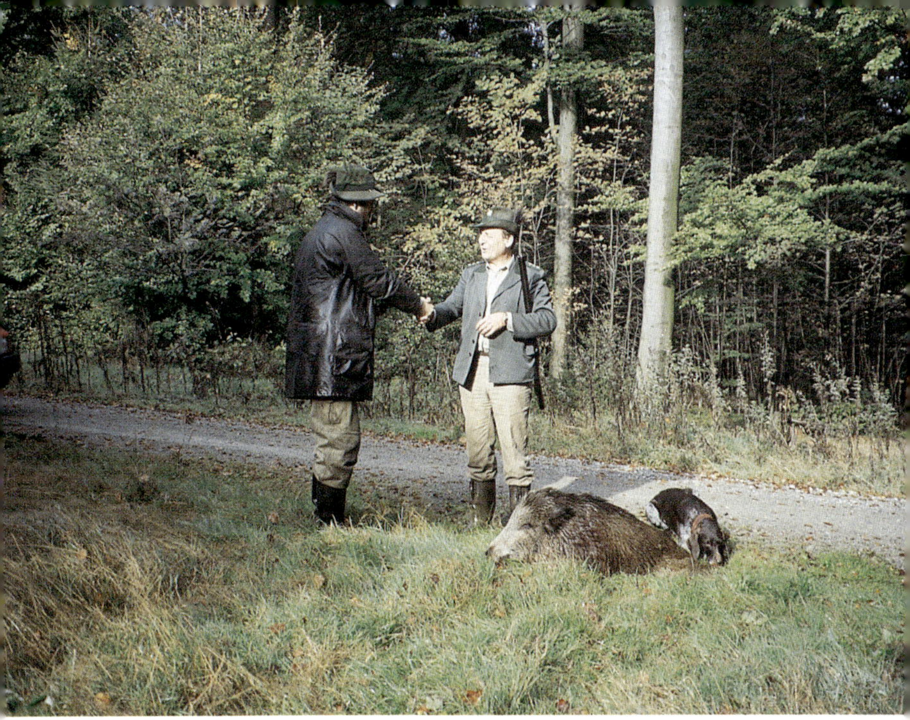

Erfolgreiche Nachsuche – Waidmannsheil!
Verfasser, Günter und „Cora vom Ulstergrund"

Gemeinsames Abschwarten – Verfasser und Günter

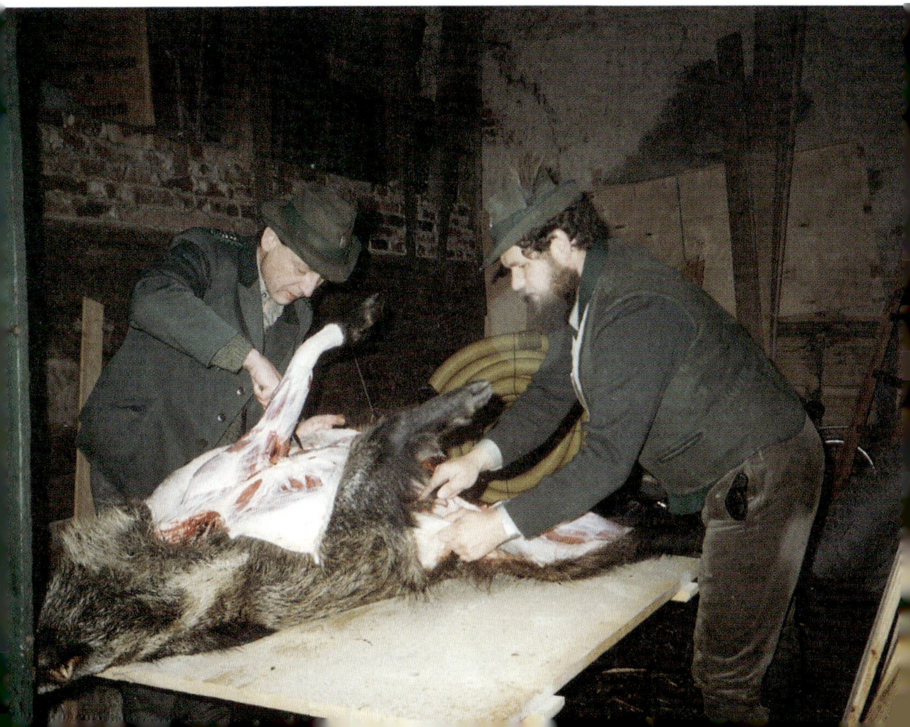

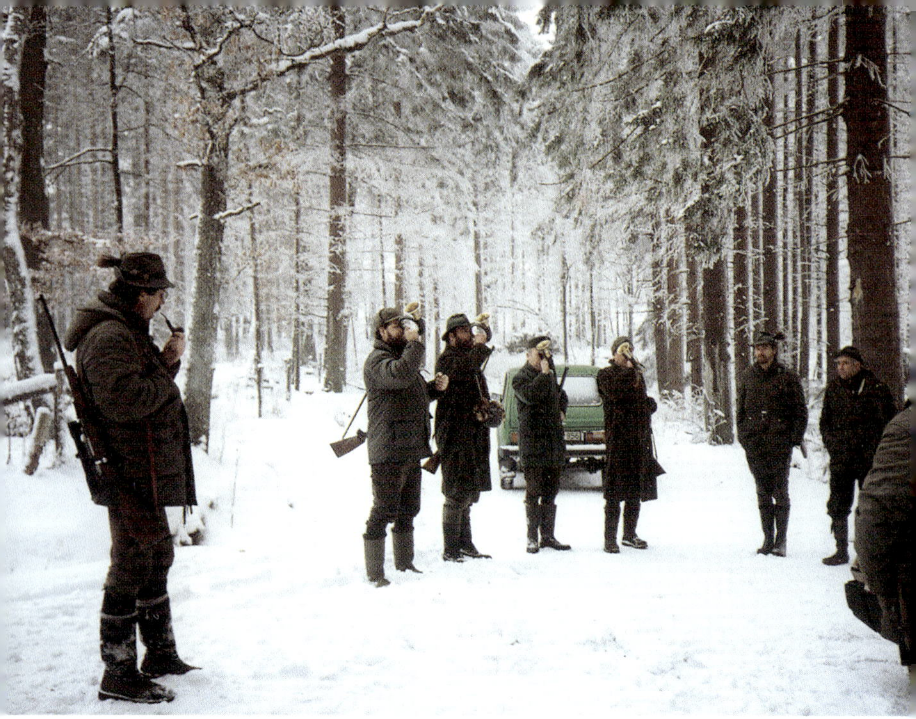

Treffen zur Saujagd

Abgekämpft – aber erfolgreich nachgesucht!

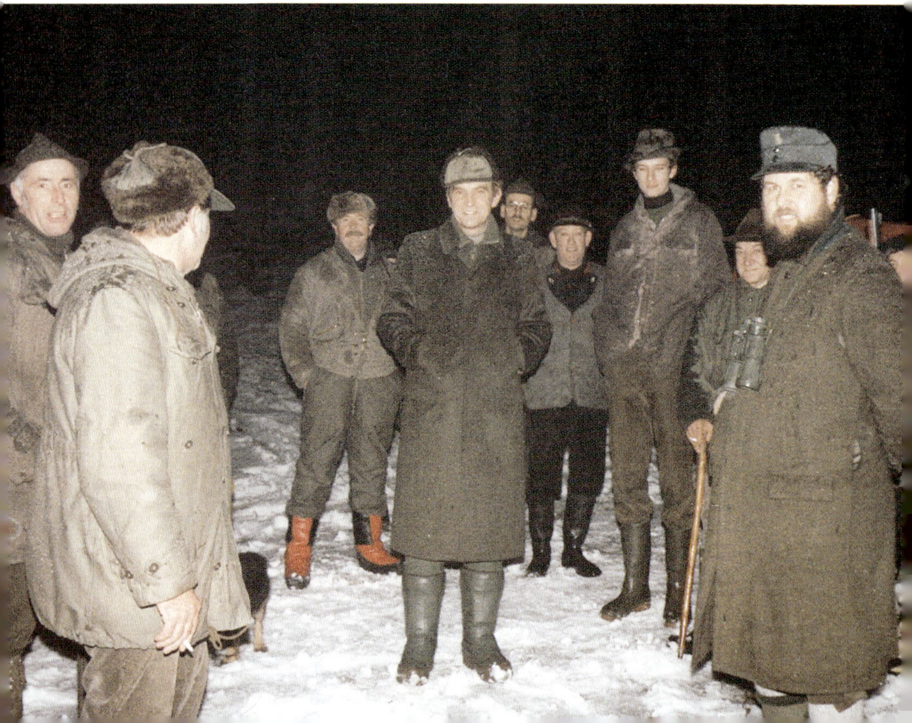

Nur ein Überläufer ...

oder

Unverhofft kommt oft!

Alltägliche Revierarbeiten, zur Winterzeit auch schon einmal mit Gewehr über der Schulter und Hund an der Leine ausgeführt, der Rehe und Füchse wegen. Ausnahmsweise war heute auch meine Frau mit von der Partie, gelockt durch das herrliche, winterliche Sonnenwetter.

Die anfallende Revierarbeit bestand aus der Aufnahme von Brennholz in einem abgelegenen Revierteil, der, angrenzend an einen Dickungskomplex von über zwanzig Hektar, wie ein „Apendix" in die freie Landschaft ragte. Von dort aus hatte man einen herrlichen Ausblick in das Tal der Fulda, auf die Rhön mit der Wasserkuppe und Maria-Ehrenberg.

Mittlerweile war unser DD auch die Leine losgeworden und suchte mit tiefer Nase in unserer Nähe herum. Der Gehorsam der Hündin war absolut, und so durfte sie auch schon mal „Extratouren" versuchen. Nicht weit von uns gab sie unvermutet Standlaut, dann wütenden Hatzlaut, der sich Richtung Dorf entfernte. Sicherlich eine Katze, die nun Deckung zwischen den Häusern suchte. – Irrtum! Der Laut kam wieder zurück in Richtung Buchenbestand, in dem wir uns befanden.

Die Bockbüchsflinte hatte ich längst zur Hand genommen, und wir harrten der Dinge, die da kommen sollten. Und sie kamen! Ein schwarzer Klumpen, in Form eines Überläufers, zog in leichtem Troll quer durch den Buchenbestand, den Hund weit hinter sich lassend. Die Sau hatte nichts von uns bemerkt und wollte in einer Entfernung von rund 60 Metern rasch vorüberwechseln. Die kurze

Bockbüchsflinte im Kaliber 7 x 57 R an der Backe, vorn anhaltend mitgefahren, war der Schuß auch schon heraus. Wie immer in solchen Fällen, hatte sich meine Frau hingekniet, die Augen fest geschlossen und beide Zeigefinger in die Ohren gebohrt. Bei all ihrer Liebe zur Jagd und zur Beute, war das der Moment, den sie nicht mochte.

Der Überläufer quittierte den Schuß, als ob er gegen eine Mauer gelaufen wäre. Völlig steif und bewegungslos verhoffte er, während ich mit fliegenden Fingern die abgeschossene Hülse aus der Waffe zog, eine neue Patrone einschob und die Waffe zuklappte. Mechanische Handlungen, bei denen ich die Sau nicht aus den Augen ließ. Der Überläufer stand immer noch wie benommen, mußte doch jeden Moment umfallen! Im Halbanschlag stehend dachte ich keine Sekunde an einen zweiten Schuß, so sicher war ich meiner Sache.

Jetzt begann die Sau das Haupt zu schütteln. Eine große Schweißwolke stieg auf, blieb an den umstehenden Bäumen hängen, mit bloßem Auge zu erkennen. Blitzartig erkannte ich den Sitz der Kugel: Nasendurchschuß! Deshalb die Benommenheit! Die Sau drehte sich jetzt, immer weiter ihr Haupt schüttelnd und kam den Hang hinauf direkt auf uns zu. In meiner Aufregung tat ich dann etwas, was man möglichst vermeiden sollte: Ich beschoß den Überläufer spitz von vorn. Das Resultat war, daß das Geschoß die Sau auf der rechten Seite streifte und eine Wolke von Schnitthaaren durch die Luft wirbelte. Mehr war anscheinend nicht passiert.

Unbeirrt zog die Sau weiter bergauf und versuchte, zwanzig Meter von mir entfernt eine Deckung zu erreichen. Auf den Schrotlauf mit Brenneke umschaltend (ich führe eine Einschloßwaffe!) wartete ich darauf, daß sie „Breitseite" zeigte, um sie dann entgültig erlegen zu können. Der hastig hingeworfene Schuß kämmte aber nur

die aufgestellten Federn, die nun deutlich eine Lücke auf-
wiesen. Ich hatte zu hoch gehalten und die Sau über-
schossen. Vorbei war der Spuk! – Mein Hund kam auch
erst einige Minuten später. Er hatte wohl eine zweite Sau
verfolgt.

Mit der Frage, wieviel Sauen denn jetzt lägen, öffnete
meine Frau wieder die Augen und erhob sich. Ich war
mir nicht recht im klaren, ob es eine ernsthafte Frage oder
beißende Ironie war, hatte aber im Moment ganz andere
Sorgen. Wo war die Sau hin, und wie ernsthaft war sie
verletzt?

Nach einer kleinen „Nachdenkpause" kam der Hund
an die Führleine, die kurzerhand lang gemacht wurde,
und schon waren wir mitten in der Nachsuchenarbeit.
Schweiß war reichlich vorhanden, so daß der Fluchtfährte
leicht zu folgen war. Seltsamerweise führte sie genau in
Richtung Dorf und Autobahn, also in eine Sackgasse. Die
Benommenheit der Sau mußte noch groß sein, denn nur
so war die Desorientierung zu erklären.

Am Dorfrand endete die Fährte an einem Gartenzaun,
den die Sau aufgrund ihrer Nasenverletzung nicht hoch-
drücken konnte. Hier hatte sie gewendet und war in den
Wald und damit in den großen Dickungskomplex zurückgewechselt. Auch dort hatte sie sich nicht länger aufge-
halten und war in einen anderen Revierteil mit zahlreichen Dickungen und Windbruchhorsten weitergezogen.
Am Rande eines größeren Einstandskomplexes gebot uns
dann die fortschreitende Dämmerung die Unterbrechung
der Nachsuche bis zum nächsten Morgen.

Die üblichen Telefonate (mangels Buschtrommel)
zwecks Zusammenstellen einer Nachsuchenmannschaft
folgten. Pünktlich um 9.00 Uhr standen die „Gerufenen",
sechs Mann an der Zahl, vor der Tür des Forsthauses.
Sechs Schützen für einen Dickungskomplex von rund 15

Hektar Größe war nicht gerade üppig. Das Abstellen konnte nur auf den Hauptwechseln, ohne Sichtkontakt zum Nachbarschützen erfolgen. Also ein sehr vages und unkontrollierbares Unterfangen! Hier halfen dann nur noch beste Revierkenntnisse und langes Studium der fast unergründlichen Wege unserer schwarzen „Gesellen", um die Dickung halbwegs optimal abzustellen.

Es war fast 10.00 Uhr geworden, bis mein DD an den zehn Meter langen Schweißriemen kam und die Nachsuche begann. Meine Frau war auch diesmal als „Copilot" mit von der Partie und folgte uns in kurzem Abstand. Ab und zu bestätigte uns ein Tröpfchen Schweiß auf den spärlichen Schneeresten, daß die Hündin sicher die Fährte hielt. Von den Bäumen tropfte ständig Tauwasser und begann die Kleidung zu schwängern, während von innen her der Schweiß (im menschlichen Sinne) das gleiche Werk vollbrachte.

Zügig, fast schnell, arbeitete der Hund; stand jetzt vor und stellte das Nackenhaar – vor uns mußte Schwarzwild sein! Vorsichtig versuchte ich mir Blickfeld zu schaffen und schob mich am Hund vorbei, das Gewehr in der Hand. Die jungen Fichten standen hier nicht mehr so bürstendicht, so daß man ein wenig freie Sicht hatte. Zu sehen war nichts besonderes, nur ein schwarzer, verlassener Fleck. Kessel oder Wundbett? Nach kurzer Untersuchung und Abtupfen des Kessel mit einem Papiertaschentuch, welches sich leicht rosa verfärbte, bestätigte den Verdacht, daß es sich um ein Wundbett handeln mußte. Auch die Tatsache, daß der Boden noch nicht hartgefroren war, bewies, daß es vor nicht allzu langer Zeit, vielleicht sogar erst kurz vor unserem Erscheinen verlassen wurde.

Eine einzelne Saufährte führte deutlich vom Wundbett in einen angrenzenden Windbruchhorst aus zusammengebrochenen jüngeren Fichten von ca. 0,3 Hektar Größe. Solche, von der Aufarbeitung verschonte Ecken gab es einige im Revier, und sie dienten dem Schwarzwild als „Heimstätte" und „Kinderstube". Undurchdringlich für Zweibeiner, problemlos für Vierbeiner! Die Vermutung lag nahe, daß die kranke Sau dort noch stecken mußte, und so wurde die Hündin am Wundbett geschnallt. Mit tiefer Nase verschwand sie in dem Verhau. Nun war gespanntes Warten angesagt. Da! Zarter Standlaut, der jetzt stärker und zorniger wurde und in Hatzlaut überging! Die Sau war auf den Läufen und hatte sich zur Flucht entschlossen. Schnell entfernten sich die Laute. Eigentlich zu schnell!

An zwei verschiedenen Stellen fielen jetzt Schüsse – zwei, drei, vier; das konnten nur gesunde Sauen gewesen sein! Hoffentlich hatten wir jetzt nicht eine neue Nachsuche „produziert", während die alte noch nicht abgeschlossen war! Nach einiger Zeit, die uns wie eine Ewigkeit vorkam, drang auch der „Rundruf" bis zu uns in den Verhau, daß drei Sauen gesund die umstellte Dickung verlassen hatten. Dem Himmel sei Dank!

Auch unsere Hündin war mittlerweile wieder bei uns aufgetaucht. Auf erneutes Anrüden, den Fichtenverhau abzusuchen, zeigte sie nur lustloses Herumstochern, aber kein systematisches Arbeiten. Geradeso, als würde sie sagen : „Was wollt ihr denn, ich habe doch schon alles erledigt!"

Inzwischen war die Mittagszeit schon lange überschritten, so daß ich mich entschloß, die Nachsuche hier vorläufig abzubrechen. Ich wußte, daß einige Schützen noch Termine hatten, die sie unbedingt einhalten mußten. Auch war unsere Kleidung, wie immer bei solchen Gelegenheiten, völlig durchnäßt, und der Magen knurrte. Im Forsthaus gab es erst einmal eine Brotzeit für alle, nach der dann aber nur ein Schütze für die weitere Nachsuche übrigblieb. Alle anderen standen wegen mehr oder weniger wichtiger Termine nicht mehr zur Verfügung.

Im Zweifel, ob eine Nachsuche in so einer großen Dikkung mit nur einem Vorstehschützen überhaupt noch Sinn hatte, zog es mich gegen 15.00 Uhr wieder in die Nähe des besagten Windwurfverhaues. Den einzig verbliebenen Schützen, Jörn G., postierte ich nach reiflicher Überlegung auf einen Erdweg zwischen einem jungen Fichtenstangenholz und einem etwas lichteren Kiefern/Lärchen-Stangenholz.

Hier hatte er den bestmöglichen Überblick, und Reihenentnahmen in dem Fichtenstangenholz ergaben sowohl Sicht- wie auch Schußmöglichkeit. Trotzdem mußte ich die Erfolgschancen als gering einstufen; aber – wer nicht wagt, der nicht gewinnt!

Hund, Schweißriemen, Gewehr und meine Frau waren die obligatorische „Nachsuchenausrüstung", mit der ich an der Abbruchstelle wieder neu ansetzte. Die Zeit begann in solchen Fällen wie immer zu rasen, und die Angst vor der hereinbrechenden Dunkelheit wurde langsam gegenwärtig. Also kein Schweißriemen, sondern gleich die freie Suche in dem Windwurfverhau. Cora schien durch die Mittagspause neu motiviert zu sein (Hunde regenerieren eben schneller als Menschen) und nahm den Verhau willig an. Für sie war es ja auch alles andere als schwierig, unter den umgefallenen Bäumen hindurchzuschlüpfen.

Kurze Zeit später Standlaut! Mein Versuch, näher „an den Ball" heranzukommen, scheiterte kläglich zwischen Ästen und umgebrochenen Bäumen. Man ist eben doch kein Hund! Auch der Versuch, auf allen vieren vorwärts zu kommen, erwies sich als untauglich. Erstens ist man keine 20 mehr, zweitens stört permanent dieser Bauch und ist beständig im Weg (hier schrieb mein wohlbeleibter Lektor als Randbemerkung: „Wie wahr!").

Der Standlaut war in der Zwischenzeit verstummt, um etwas später an anderer Stelle erneut zu erklingen. Die Sau, denn um eine solche mußte es sich nach der Tonlage des Hundegeläutes handeln, hatte die Stellung gewechselt. Hoffentlich war es die kranke! Wieder verstummte der Hundelaut, erklang kurze Zeit später an anderer Stelle. Hin und her ging die Jagd in dem für mich undurchdringlichen Durcheinander. Mein Hund brauchte meine Hilfe! Aber wie konnte ich sie ihm geben?

Nun versuchte ich, meinem Hund verbal Hilfestellung zu geben, indem ich aus voller Brust in den bereits dämmrig werdenden Fichtenbestand hineinrief: „Faß die Sau, mein Hund!". Mit dem Erfolg, daß mein Hund das Gebrüll wohl anders ausgelegt haben mußte und mit „hängenden Ohren" an meiner Seite erschien. – Alles hatte ich gewollt, nur das nicht!

Schnell bekam sie ein paar Liebeseinheiten und wurde mit dem energischen Hinweis auf die kranke Sau, die sie zu fassen habe, wieder in den Verhau hineingeschickt. Abermals ertönte nach kurzer Zeit Standlaut, diesmal erheblich zorniger. Die Hündin bedrängte die kranke Sau nun sehr hart, und die Jagd ging wiederum in den Fichten hin und her. Aber verlassen wollte die Sau das Windwurfterrain anscheinend auf keinen Fall.

Die Dämmerung begann nun immer rascher fortzuschreiten, und in den Fichten wurde es bereits dunkel. Da blieb nun nichts anderes mehr übrig, als doch noch in den Wirrwarr einzusteigen und der Hündin Hilfe zu leisten. Uns gegenseitig helfend und stützend, arbeiteten wir uns vorwärts und versanken bald bis in Brusthöhe in Ästen. Meine Frau zog es vor, mit mir zusammen auf den „Kriegsschauplatz" zu ziehen, als allein im „dunklen

Tann" zu bleiben. Fluchend, schimpfend und ächzend arbeiteten wir uns in Richtung Standlaut vor, als dieser in Hatzlaut überging und sich in Richtung Fichtenstangenholz entfernte. Wir waren beide stehen (stecken) geblieben und lauschten der Dinge, die sich da entwickeln würden.

Ein bißchen Sorge um unseren Hund schwang im Innersten, auch aufgrund der zunehmenden Dunkelheit, mit. Hund und Sau sehen sich bei diesen Lichtverhältnissen so verdammt ähnlich. Sekunden vergingen wie Minuten! Jetzt fiel ein Schuß! Noch einer! Jault mein Hund – oder klagt die Sau? Nichts von beidem war zu hören. Da, noch einmal zwei etwas leisere Schüsse! Fangschüsse mit einer Pistole? Nach einer Ewigkeit endlich der erlösende Ruf: „Sau tot!"

Erleichterung auf unseren Gesichtern und im Gemüt beflügelte den Rückwechsel aus diesem grauenvollen Durcheinander. Um uns herum hatte die Nacht Einzug gehalten.

Durch gegenseitiges Zurufen mit dem Schützen orientierten wir uns bis zu dessen Standplatz. Mein Hund ließ ihn mittlerweile nicht mehr an seine gestreckte Sau und zeigte nur Zähne, verbunden mit bösartigem Knurren. Auch mich ließ sie nur widerwillig an das Stück. Jörn G. hatte gottseidank eine Taschenlampe bei sich, so daß wir die Sau jetzt begutachten konnten. Deutlich war der bereits verschorfte Nasendurchschuß zu erkennen sowie eine lange Fleischwunde auf der Keule. Aufgrund der Nasenverletzung hatte es die Sau glücklicherweise vorgezogen, den Hund nicht ernsthaft anzugreifen, denn im Dunkeln in dem Verhau hätte er sonst wohl schlechte Karten gehabt.

Der Schütze erzählte im Telegrammstil die Erlegung der kranken Sau, die er nur spitz von hinten beschießen

174

konnte. Auch für ihn galt in erster Linie die Frage: „Hund oder Sau?" Der Schuß mit der Brenneke hatte von hinten die Wirbelsäule gefaßt und die Sau an den Platz gebunden, während der zweite Schuß vorbei gegangen war. Um das Leiden der Sau abzukürzen, gab er dann noch die zwei Fangschüsse mit seiner schweren Pistole ab. Kurz darauf war auch meine Hündin bei ihm erschienen, hatte die Sau in Besitz genommen und ihn postwendend wieder auf seinen alten Standplatz zurückverwiesen.

Ich hatte gehofft, daß ich den Schützen richtig postiert hatte, aber ein wenig glaube ich nun doch, daß Diana die Finger im Spiel gehabt haben muß. Die Chancen waren gering, aber man muß sie nutzen, und wenn sie noch so klein sind; denn: „Unverhofft kommt oft!".

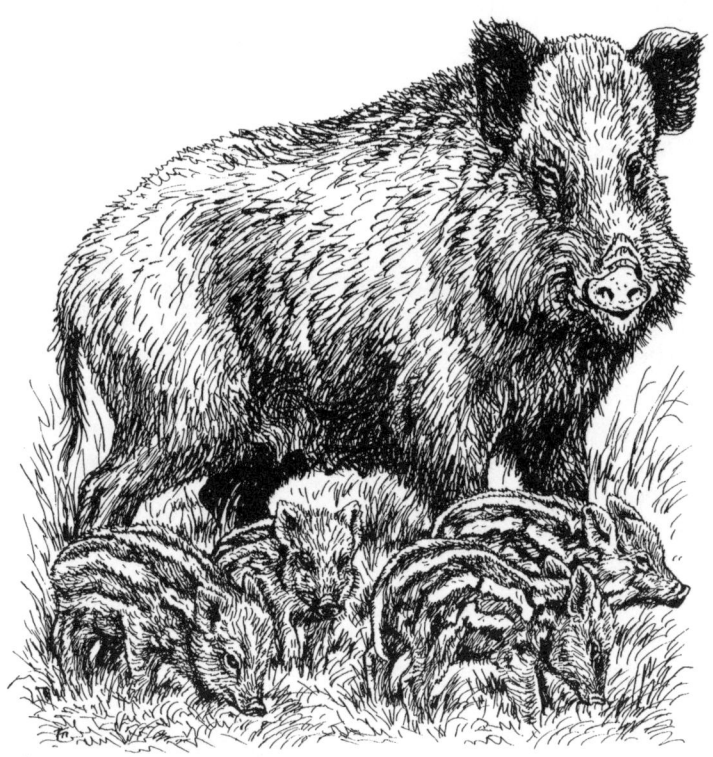

Revierübergreifende Saujagd
oder
Volle Deckung!

Neuschnee und Kreisen! Zwei Begriffe, die unverrückbar miteinander verbunden sind. Morgens immer der erste Blick auf die Spuren von gestern: zugeschneit oder nicht?

Und liegt endlich Neuschnee, bleibt immer die Frage, ob er vor Mitternacht oder danach gefallen ist. Zäh und langsam vergeht dann immer die Zeit des Wartens, bis das Tageslicht zum Erkennen der Fährten ausreicht. Normalerweise ist mir das Frühstück heilig, mit der einzigen Ausnahme: Neuschnee! Heute war wieder so ein Morgen! Meine Frau und ich saßen bereits mit Bergstiefeln am Frühstückstisch, um ja keine Minute zu versäumen. Die Faszination des Spurschnees hat uns beide immer fest im Griff. Außerdem sehen ja vier Augen bekanntlich mehr als zwei, auch wenn wir manchmal verschiedener Meinung sind und unsere Diskussionen gottseidank unter Ausschluß der Öffentlichkeit stattfinden. Jeder will als erster Saufährten entdecken, und so ergeben sich häufig spannende Szenen.

Man muß dazu wissen, daß wir beide unter dem Sternzeichen „Widder" geboren sind; diese haben ja bekanntlich mächtig harte Hörner und gehen mitunter stundenlang aufeinander los. Jeder Eheberater und auch Astrologe würde von einer solchen Verbindung abraten; aber erstaunlicherweise halten wir es bereits seit fast 30 Jahren ganz gut miteinander aus. Aber zurück zum Neuschnee!

Satte zehn Zentimeter waren auf die Altschneedecke gefallen. Beste Bedingungen! Hase, Fuchs und Stöckelwild (Rehe) waren überall zu fährten, nur keine Sauen! Dreiviertel des Reviers hatten wir schon abgespürt, als wir endlich auf die Fährten einer Rotte Sauen stießen. Waren es nun vier, fünf oder gar sechs? Wie fast immer eine offene Frage, die auch nach heißer Debatte mit meiner Frau nicht klarer wurde. Da war es weit besser, sich überraschen zu lassen!

Da mein Revier gut abzufährten ist, wollten wir zunächst sicher gehen, daß die Sauen auch im eigenen „Nest" geblieben waren. Eine Runde mit dem Auto um das Revierteil sollte Gewißheit bringen. Von weitem ahnten wir schon die „Katastrophe", als wir am Feldrand eine Furche im jungfräulichen Schnee entdeckten. Sie waren mit „Mann und Maus" in die Feldgemarkung, in der es so gut wie keinen Wald gab, abgewandert. Auch unsere Hoffnungen, daß sie irgendwo wieder in den Staatswald zurückgewechselt wären, lösten sich in Luft auf. Die waren weg!

Etwa einen Kilometer entfernt lag ein kleines Wäldchen am Rande eines Basaltabbaubetriebes (heute Kreismülldeponie!), umgeben von einer recht großen Feldgemarkung. Und dieses Wäldchen gehörte dem Fiskus und war staatliche Regiejagd, da auch das Abbaugebiet auf staatlichen Flächen lag und an den Staatswald angrenzte. Allerdings Nachbarrevier, aber wir sind ja alle eine „große Familie"!

Schon befanden wir uns auf dem teilweise verwehten Feldweg zu diesem besagten Wäldchen. Aus Erzählungen des Nachbarkollegen Burkard S. wußte ich, daß dort viel Fichten-Bruchholz unaufgearbeitet liegengeblieben war, und das Gelände den Sauen als Tageseinstand sicher genug erschien. Einen Versuch war die ganze Sache wert, und so ließen wir unser Auto ca. 100 Meter vor dem Wäldchen stehen und gingen zu Fuß weiter. Schon von weitem konnten wir die Wanne erkennen, die die Sauen gezogen hatten. Sie führte genau in dieses Waldstück von etwa zwei Morgen Größe und kam auch nirgends mehr zum Vorschein. Jetzt, wo wir dies wußten, war jedes kleine Geräusch zuviel, und zu allem Überfluß stand auch noch unser Wind genau in das Waldstück hinein. Ob das mal gutging? Wir erreichten das Auto, ohne daß eine Sau den schützenden Einstand verlassen hatte.

Auf dem Weg nach Hause überlegten wir eine „strategische Variante" nach der anderen. Das Wäldchen war zwar Staatsjagd, aber bejagen konnte man die Sauen nur auf den angrenzenden Flächen der Gemeindejagd. Und wenn sie angerührt waren, konnten sie nur über das freie Feld zurück in größere Waldkomplexe. Alle möglichen „Jagdformen" wurden gewälzt, aber es blieb nur eine übrig: revierübergreifende Bejagung; gemeinsam auf zwei verschiedenen Jagdflächen jagen. Staatliche und „Graue Jäger" friedlich vereint, die eventuelle Strecke geteilt – ein neues „Modell" und ein reizvoller Gedanke!

Jede der beiden Parteien sollte seine Gäste einladen, selbst auf die Gefahr hin, daß sich so mancher „Feind" hautnah wiedersah. Zu Hause angekommen, wurde erst einmal mit Günter Kontakt aufgenommen. Leider war an diesem Tage auch bei ihm nichts gelaufen, und so waren „unsere" Sauen die einzige sich bietende Jagdchance. Nach anfänglichem Zögern stimmte Günter der Idee einer „revierübergreifenden Saujagd" zu. Zunächst war noch ein Telefonat mit dem Revierkollegen S. notwendig, denn seine Zustimmung brauchten wir ja schließlich auch. Er wäre einverstanden, wenn er an der Jagd teilnehmen dürfe, ließ er spitzbübisch verlauten! – Er durfte!

Helmut R., der Pächter des Nachbarreviers, war nach Klärung der Sachlage gerne bereit, ein solches „Experiment" zu wagen und wollte auch seinerseits Schützen einladen. Um 14.00 Uhr sollte es losgehen. Treffpunkt war in der Nähe eines Aussiedlerhofes, in gehöriger Entfernung zu dem Wäldchen. Stattliche 30 Schützen hatten sich hier versammelt und begrüßten einander. Für viele ein völlig neues Jagdgefühl, mit soviel „Staatlichen" an einem Strang zu ziehen.

Knappe Begrüßung durch den Revierinhaber, der mir dann kurzerhand die Jagdleitung übertrug. Ahnte er, was da kommen sollte? Hätte ich es geahnt, hätte ich die Leitung der Jagd abgelehnt; so aber stand ich unter Umständen bereits mit einem Bein im Gefängnis ...

Nach einer Jagd ist man immer schlauer als vorher, und so schritt ich recht unbeschwert zur Tat. Zwei Schützen sollten einen Platz auf dem Auswechsel der Sauen am Rande des großen Waldkomplexes einnehmen. Sie waren die rückwärtige Sicherung. Alle anderen sollten mir zu Fuß folgen, bis wir in der Nähe des Wäldchens waren, um dort, je nach Windverhältnissen, den Einstand anzugehen.

Als Treiber war lediglich meine Frau vorgesehen, mehr hielt ich nicht für notwendig. Der Weg durch den tiefen Schnee zog sich etwas. Neben mir ging Helmut R., dahinter meine Frau und ihre jagende Freundin Anne F., dahinter ein langer Zug waffenstarrender Jagdgesellen. Auf einer großen Wiesenfläche, ca. 100 Meter vor dem Wäldchen, machten wir Halt und ließen die Korona aufschließen.

Plötzlich weiteten sich die Augen meiner Frau, ihr ausgestreckter Arm zeigte in Richtung Wäldchen und ihr Ruf: „Da – eine Sau!" elektrisierte alle Schützen. Eine große, schwarze Kugel schoß über das freie Feld und ließ den Schnee nur so stäuben. Alle starrten wie gebannt hinter der flüchtenden Sau her, die immer kleiner wurde und bald nur noch als Punkt in der Ferne zu erkennen war.

Einige hatten ein Fernglas bei sich und verfolgten das Geschehen etwas hautnaher. Der schwarze Punkt rollierte nun, und war als stiller dunkler Fleck im Schneefeld kaum noch zu erkennen. Erst Sekunden später war der feine, kaum vernehmbare Knall zweier Schüsse zu uns herüber geweht. Die „rückwärtige Sicherung" hatte funktioniert und ihren Zweck erfüllt. Eine Sau hatten wir erst einmal.

Als Reaktion auf die unerwartet und viel zu früh auftauchende Sau, hatten alle ihre Gewehre zur Hand genommen und bis zum Überlaufen mit Patronen vollgestopft. Man konnte ja nicht wissen! Alle waren jetzt angespannt und ließen das Wäldchen nicht eine Sekunde mehr aus den Augen.

Leise teilte ich die Schützen in zwei Gruppen. Die eine sollte unter Führung des Kollegen Burkard S. mit gutem Wind von der Seite her das Wäldchen angehen, während der Rest unter meiner Führung warten sollte, bis die erste Gruppe stand, um dann in breiter Front gegen das „feindliche" Waldstück vorzurücken.

Die erste Schützengruppe hatte noch ca. 30 Meter bis zur Waldecke zurückzulegen und mußte jetzt durch einen alten, verfallenen Stacheldrahtzaun klettern. Alle hatten das Gewahr am langen Arm, und nur wenige dachten ans Entladen!

Ein Teil der Schützen war schon auf der anderen Seite des Zaunes, als einer der Jäger das Gewehr hochriß, die Waldecke anvisierte und fliegen ließ. Eine zweite Sau war aus dem Wäldchen geflüchtet und versuchte, ihre Schwarte in Sicherheit zu bringen. Es gelang ihr aber nur wenige Meter, denn alle Schützen dieser Gruppe hatten nun das Gewehr an der Backe, manche noch vom Überwinden des Zaunes auf den Knien, und eine Salve von mindestens fünfzehn Schuß setzte dem Sau-Leben ein jähes Ende. Wir standen wie die Salzsäulen und hielten die Luft an.

Niemand war zu Boden gegangen, und niemand schrie um Hilfe! – Diana sei Dank!

Aber das Repetieren der Büchsen und das Laden der Kipplaufwaffen lief wie auf einem Exerzierplatz. Alle waren wieder schießbereit, vollgepumpt mit Adrenalin und Streßhormonen bis zur Halskrause, als eine weitere Sau ihr Heil in der Flucht suchte! Diesmal wohl nach dem Motto „Angriff ist die beste Verteidigung" flüchtete sie mitten durch die Schützen über die große freie Wiese.

Wäre dies nicht mit tödlichem Ernst verbunden gewesen, man hätte unwillkürlich an ein Motiv von Geilfuß denken müssen. Während im größten Teil der Schützen ein bedingungsloser Beutetrieb erwachte, der sich nur noch auf die flüchtende Sau konzentrierte, versuchten andere auf die seltsamste Art und Weise ihre Haut zu retten. Die erste Schützengruppe hatte geschlossen eine Kehrtwendung hingelegt und schoß nun aus allen Rohren auf die arme Sau. Mir fiel schlagartig ein, daß ich Jagdleiter war, was mich noch mehr zur Salzsäule werden ließ.

Erstaunlicherweise blieb die Sau dabei unverletzt, begleitet von einer Unmenge schrecklich heulender Querschläger. Zu allem Überfluß drehte sie jetzt auch noch in unsere Richtung, so daß auch „Hartgesottene" anfingen, um ihr Leben zu bangen. Die erste Gruppe hatte wiederum „gefechtsmäßig" nachgeladen, und eine zweite Salve wurde der Sau hinterhergeschickt. Anne F. hatte in berechtigter Furcht ihr Gewehr von sich geworfen, was sicherlich keine größere Sicherheit nach sich zog, auch wenn üblicherweise nicht auf unbewaffnete geschossen wird.

Andere, wie die Kollegen Hillmar H. und Ewald B., warfen sich geistesgegenwärtig hinter alte Zaunpfosten, dort Deckung und Schutz suchend, dabei aber ignorierend, daß diese Pfosten kaum zehn Prozent ihrer Körperfülle abdeckten, geschweige denn schützen konnten. Ich

182

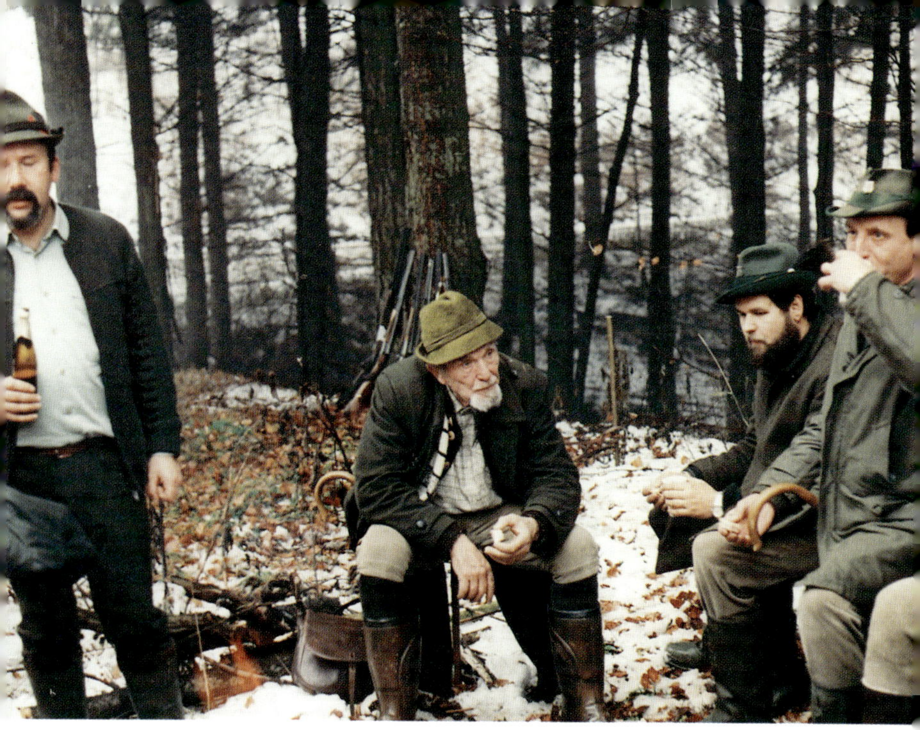

Jagdpause – Verfasser und Günter mit Schnapsglas

„Strecke-Legen"

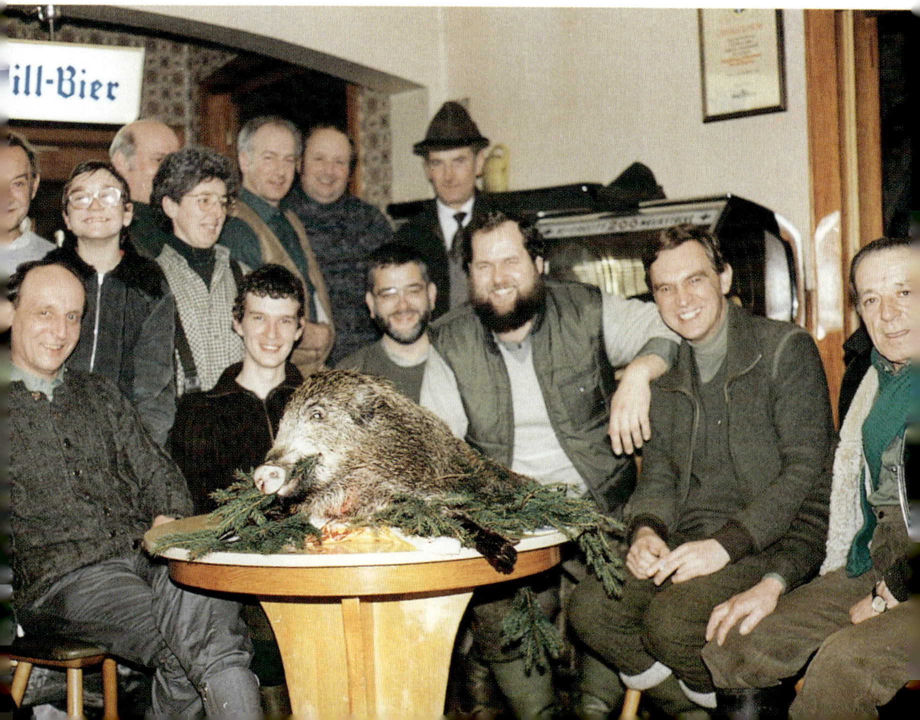

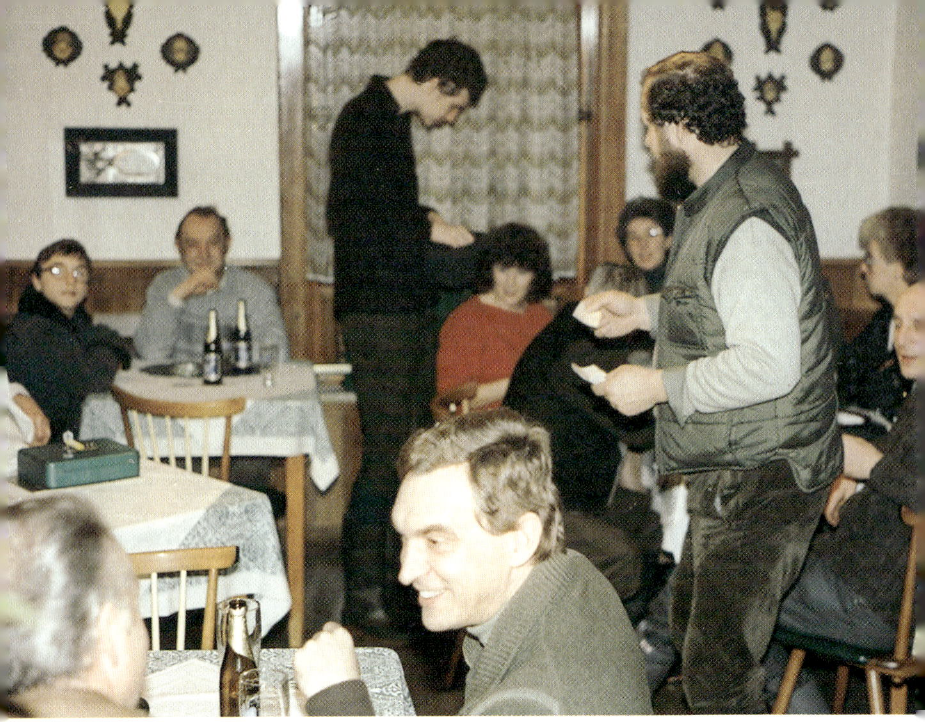

„Wie schwer ist er denn nun?" – Gewicht-Schätzen

Sauessen bei Diegelmanns Willi

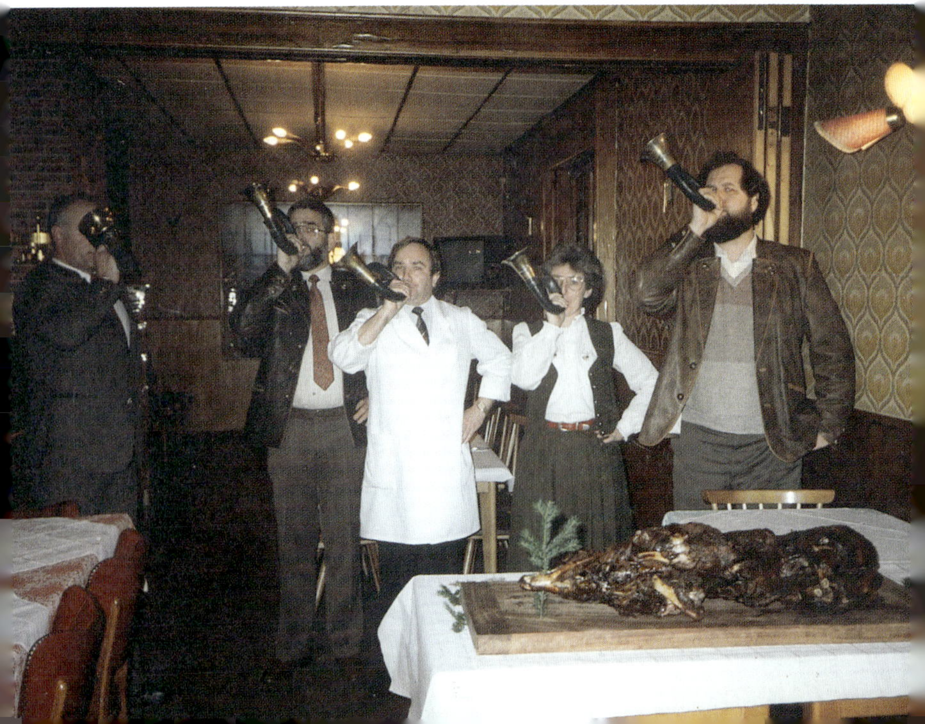

selbst zog das Genick ein, drehte mich halb zur Seite. Völlig egal, ob das etwas nutzte oder nicht – man tat eben einfach etwas, und wenn es etwas sinnloses war!

Meine Frau hatte sich hinter mich gestellt, auf fragwürdigen Schutz hoffend. Helmut R. stand wie einer der sieben Aufrechten, leichenblaß und mit weit aufgerissenen Augen.

Auch er überlegte wohl gerade, wer länger einsitzen müsse, er oder ich. In weniger als fünfzehn Sekunden waren zwischen 30 und 40 Schuß gefallen, von denen sicherlich ein Drittel – aufgrund der stellenweise vereisten Wiese – als Abpraller jaulend gen Himmel fuhren! – Als ein Wunder kann man es ansehen, daß die Sau immer noch völlig unverletzt in einer Bodenwelle verschwand. Nach dieser „Kanonade" empfand man die Stille als besonders geräuschlos und belastend.

Schlagartig war allen Beteiligten bewußt, was hier soeben abgelaufen war. Ein einzelner Schuß ließ alle noch einmal zusammenfahren. Hilmar H. hatte als erster die Nerven wiedergefunden und kniend hinter seinem Zaunpfosten die Sau mit einem einzigen, sicheren Schuß erlegt! Keiner schrie nach dem Sanitäter, die Liegenden erhoben sich allesamt wieder und aus dem Dorf erklang keine Sirene! Wenn innerhalb der nächsten halben Stunde kein Polizeiaufgebot nach uns suchte, war noch einmal alles glimpflich abgegangen!

Betretene Gesichter rundherum. Kommentare waren nicht mehr notwendig, jeder wußte um sich selbst Bescheid. Abschließend wurde die Strecke gelegt und etwas lustlos verblasen, dann aufgeteilt.

Richtig gute Stimmung hatten nur Adam D., der Erleger der ersten Sau, und Hans M., die ich anfangs zusammen an den Waldrand postiert hatte. Sie hatten von allem nichts mitbekommen.

Die wenigsten gingen noch mit zum abschließenden Schüsseltreiben in die Dorfwirtschaft. Ihnen war der Durst vergangen, denn Jagden, bei denen man „volle Deckung" nehmen muß, hatte noch keiner von ihnen mitgemacht.

Auch nach Jahren kam immer wieder mal die Sprache auf diese Jagd, und wenn man sich ausmalt, was alles hätte passieren können, läuft einem nachträglich noch eine Gänsehaut über den Rücken. – Gelernt haben hoffentlich alle etwas daraus!

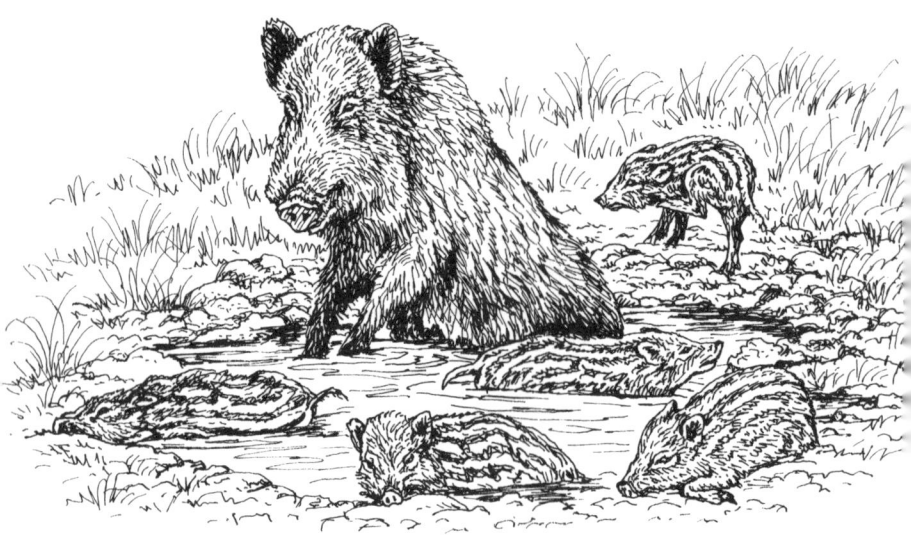

Noch eine revierübergreifende Saujagd und die anschließende Nachsuche

oder

Ein Unglück kommt selten allein!

Wieder einmal steckten die Sauen in einer Dickung, durch deren Mitte die Jagdgrenze zwischen dem Gemeinschaftlichen Jagdbezirk Oberkalbach und der staatlichen Revierförsterei geht.

Das Einspüren war unproblematisch, aber in welchem Teil der Fichtendickung sie nun steckten, blieb ein Rätsel. Um aber die Chance einer Saujagd wahrzunehmen, es waren immerhin zwischen sechs und acht Stück, reifte der Gedanke sehr schnell, doch einmal eine gemeinsame Drückjagd mit den Nachbarn zusammen zu veranstalten. Schön, daß es solche Gedanken überhaupt gab! In vielen nachbarschaftlichen Jagdbezirken ist das fast undenkbar und oft mit großem Neid und Mißtrauen verbunden. Es hätte ja schließlich auch noch andere Möglichkeiten gegeben – zum Beispiel eine „stille Bejagung" oder einen abhanden gekommenen Hund oder, oder ... Wir aber wollten eine gemeinsame Jagd! Zwar mit dem Wissen im „Hinterstübchen", daß die Sauen eigentlich nur tiefer in den Staatswald hineinflüchten würden, aber mit reinem Herzen!

Hans M., sowohl Jagdnachbar wie auch Wohnnachbar, war schnell bereit, eine gemeinsame Jagd durchzuziehen, und alarmierte seinen jagdlichen Bekanntenkreis. Gleiches geschah im Forsthaus, also traf man sich gegen 14.00 Uhr im Feld, weitab der besagten Dickung. Die notwendigen Dinge waren schnell gesagt, und wir machten uns bald auf den Weg, um die Schützen anzustellen. In der

Gemeindejagd hatten wir genügend „Freiraum" und stellten die Schützen weiträumig in lichteren Beständen ab, während im Staatswald nur ein Streifen von ca. 20 Meter Breite zur Verfügung stand. Nur die letzten beiden Schützen waren in der Lage, am Rande eines Buchen/Eichen-Altholzes ein etwas weiteres Schußfeld zu ihrem Vorteil zu nutzen.

Fünf Treiber durchkämmten nach dem Anblasen die etwa ein Hektar große Dickung aus jüngeren Fichten, Faulbaumfeldern, Wassergräben und Steinwällen. Nichts! Noch einmal, jetzt von der anderen Seite her: wieder nichts!

Jetzt stand meine „Wildschweinehre" auf dem Spiel, und als die Treiber ein drittes Mal ansetzten, hielt mich nichts mehr auf meinem Stand. Kurze Verständigung mit meinen Standnachbarn, und schon war ich mit in der Dickung. Aufgrund ihrer geringen Größe hatten wir auf den Einsatz eines Hundes verzichtet, was sich jetzt als absoluter Nachteil herausstellte. Ich sammelte die Treiber um mich, um sie nochmals zu motivieren, und der dritte Versuch begann. Kurze Zeit später ein lauter Schrei: „He sinn se!" – und die ganze Rotte stürzte, einen Wassergraben überquerend, davon. Ein „Hebeschuß" aus meiner Bockbüchsflinte tat das übrige, und die Rotte war gesprengt. Die Sauen verließen die Dickung an verschiedenen Stellen, aber fast gleichzeitig.

Ein Inferno an Schüssen, es waren, glaube ich, achtzehn in nur zwanzig Sekunden, ließ darauf schließen, daß diese Rotte nicht mehr existierte. Nach kurzer Stille kam der Rundruf: „Sechs Sauen raus!" und das Treiben wurde abgeblasen. Auf dem Weg zum vereinbarten Treffpunkt sah ich schon von weitem eine wild gestikulierende Versammlung. Ausgestreckte Zeigefinger deuteten in alle Richtungen, und ratloses Achselzucken ließen mich nichts

Gutes ahnen. Nicht eine Sau lag! Alle hatten auf nächste Entfernung vorbeigeschossen, nein, fast alle!

Ein Tröpfchen Schweiß wurde mir präsentiert, welches aber auf dem Schnee bedeutend größer aussah, als es in Wirklichkeit war. Bei näherem Hinsehen stellte sich heraus, daß diese Sau schon vom Nachbarschützen her, der sie ebenfalls beschossen hatte, schweißte. Bei der Untersuchung des Anschusses fand ich dann auch noch die abgerissene Hornschale eines Vorderlaufes, womit eine Nachsuche für den nächsten Tag, einem Sonntag, notwendig wurde.

Nach und nach erklärte mir dann jeder der angestellten Schützen, warum er vorbeigeschossen habe. Manche sogar auf drei Meter! – Eine Begründung hatten sie alle dafür, außer Gerhard L., der dauernd ungläubig seine fast neue Doppelbüchse anstarrte und immer noch nicht begreifen konnte, was ihm sein Gewehr angetan hatte! Es sollte am nächsten Tag noch einmal eine Rolle spielen.

Ein tiefer Kugelriß mitten auf dem Weg, auf dem die Schützen abgestellt waren, erregte nun meine Aufmerksamkeit. Auf mein Fragen hin, wer denn hier so kriminell hingehalten habe, bekam ich zunächst keine Antwort. Aber ich ließ nicht locker und erfuhr dann, daß ein junger, etwas heißblütiger Jägersmann aus dem Nachbardorf ein wenig wild in die Gegend geschossen und nur noch Sauen gesehen hatte. Gottseidank war nichts passiert, und seine Nachbarschützen hatten ihn bereits ausreichend zur Brust genommen. Es gibt eben auch bei der Jagd ganz Wilde, die hoffentlich im Laufe ihres Jägerdasein ein wenig dazulernen. Damit war die Saujagd für heute beendet, sollte uns aber doch noch einen ganzen Tag lang beschäftigen.

Ein gemeinsamer Umtrunk im Dorfgasthof hielt sich dann auch in Grenzen. Bemerkenswert war nur, daß ein

Jagdgast aus Köln, der ein Jahr vorher im Nachbardorf einen Deutsch-Drahthaar erstanden hatte, gerne mit diesem die Nachsuche mangels sonstiger Gelegenheit durchführen wollte. Ich hatte nichts dagegen, da auch der Züchter des Hundes mit von der Partie war und sich ein Bild von der Leistung des Rüden machen wollte.

So wurde beschlossen, daß man sich am nächsten Morgen gegen 10.00 Uhr am Anschuß treffen wollte. Ohne großes Aufgebot versteht sich, da ich die Erfolgschancen als sehr gering einstufte.

Sonntagmorgen – das Aufstehen war wie immer schwer gefallen, aber pünktlich um zehn war die kleine Mannschaft am Anschuß versammelt. Von Mannschaft konnte eigentlich keine Rede sein, denn sie bestand lediglich aus dem Hundeführer, dem Züchter des Hundes, meinem Jagdfreund und Mitjäger Wolf S. mit seinem kleinen Allrad-Bus, Marke „Bergziege", und meiner Wenigkeit. Erstmalig wollten wir Handfunkgeräte einsetzen, um eine ständige Verbindung zwischen dem Hundeführer, der ja nicht revierkundig war, und mir sicherzustellen.

Der Führer des Deutsch-Drahthaar-Rüden sollte vom Anschuß her der Wundfährte folgen, während Wolf S. und ich den sehr großen Dickungskomplex außen herum abfährten wollten. Funkverbindung sollte jede Viertelstunde aufgenommen werden. Nun begann die Nachsuche, von der niemand ahnte, daß sie bis in die Dunkelheit dauern würde und einige „Bonbons" enthalten sollte.

Hund, Führer und Züchter verschwanden auf der Wundfährte in der Dickung. Sie war im leichten Schnee gut zu erkennen, zeigte auch immer wieder etwas Schweiß. Währenddessen machten wir uns mit der „Bergziege" auf den Weg um die Dickung (es führte ein fester Weg rundherum), um uns einen Überblick über vorhandene Saufährten zu verschaffen. Im Schrittempo, mit heruntergekurbelten Fenstern, beide Köpfe aus dem Auto haltend, wurde abgespürt. „Halt, hier war was!" Rückwärtsgang, nein, keine Saufährte. Weiter im Schrittempo.

Die erste Viertelstunde war um, und der Funkkontakt mußte hergestellt werden. Wir waren ja auch neugierig, ob moderne Technik bei so etwas sinnvoll einsetzbar war. Ein kurzer Peilruf, schon meldete sich der Hundeführer. Die Verbindung klappte tadellos. Die Wundfährte wäre gut zu halten, und der Schweiß nähme zu. Für einen reinen Schalenschuß eigentlich zu viel! – „Over"! –

Wir setzten jetzt unsere Spürfahrt fort und stießen dabei immer wieder auf Rehwildfährten. Bis hierher hatten wir nirgends eine Saufährte entdecken können. Auf der gegenüberliegenden Seite der Dickung wurden wir dann aber doch fündig. Die Fährte einer wohl um die 40 Kilogramm schweren Sau kam aus dem Fichtenjungwuchs, überquerte den Weg und verschwand nach rechts in ein Eichenbaumholz. Keine Fluchtfährte, aber überdeutlich im Abdruck des rechten Vorderlaufes Schweiß. Wir hatten also die Krankfährte vor uns, die jetzt schon ca. 600 Meter vom Anschuß entfernt war. Um die Suche durch die Dickung nicht unnötig auszudehnen, versuchten wir wieder Funkkontakt herzustellen. Leider war die Viertelstunde noch nicht vorüber, so daß die „Gegenstelle" noch nicht Betriebsbereitschaft hergestellt hatte.

Warten – eine der übelsten Tätigkeiten während einer Nachsuche! Zäh vergingen die Minuten, bis ein Piepston im Funkgerät den Hundeführer ankündigte. Schnell war die Sachlage erklärt und der Abbruch der Suche auf der Krankfährte beschlossene Sache. Wir wollten großräumig kreisen, um Zeit zu gewinnen und um die kranke Sau in einem Einstand fest zu bekommen. Der Hundeführer und sein Begleiter sollten auf dem kürzesten Weg die Dickung verlassen. Leider wußten sie nicht, wo sie sich befanden, und nach ihren Beschreibungen per Funk wußte ich es auch nicht! Also auf der Fährte zurück bis zum Einwechsel, denn dort stand ja auch ihr Auto. Die Zeitspanne, die sie für den Rückweg brauchten, wollten wir sinnvoll nutzen, indem wir schon ein paar Querwege abfährteten.

Überall war die kranke Sau bereits durchgewechselt, und zielstrebig auf dem Weg zu einem ca. 18 Hektar grossen Fichtenjungwuchskomplex an der Peripherie des Revieres. Da hier auch die Fernwechsel über den Gersberg zum Bundesforst (Truppenübungsplatz Wildflecken) liefen, ahnte ich nichts Gutes. Jedenfalls waren wir schon ein Stück „wissender" geworden, als wir wieder am Einwechsel und dem Fahrzeug des Hundeführers eintrafen. Kurze Beratung über das weitere Vorgehen, dann Wechsel in den anderen Revierteil. Wir mußten sicher sein, daß die Sau in diesem Komplex steckte, bevor ein „großer Bahnhof" inszeniert wurde. Großräumiges Kreisen, teilweise zu Fuß, brachte Gewißheit. Sie steckte!

Mittlerweile war es 11.30 Uhr. Wenn wir uns um 14.00 Uhr wieder treffen wollten, mußten wir uns beeilen, um an das Telefon zu kommen und die Jagdkameraden zu mobilisieren, wenn sie denn durften, an einem „heiligen" Sonntag! Zur vereinbarten Zeit durften dann doch mehr, als ich angenommen hatte: Fünfzehn Schützen waren wir! Meine Frau ließ sich das „Vergnügen" nicht nehmen und war auch mit von der Partie. Wenn der Sonntag schon daran glauben mußte, dann eben bei beiden!

Das Abstellen dieser großen Dickung war eine Wissenschaft für sich: rundherum Feld und im Normalfall auch mit 30 Schützen nicht beherrschbar. Man mußte die Wechsel genau kennen, sonst war auch mit fünfzehn Gewehrträgern kein „Staat" zu machen. Aus diesem Grunde bestand ich darauf, die Schützen allein anzustellen, was mir einen geringschätzigen Blick meines Freundes Günter und obendrein noch ein paar bissige Bemerkungen meiner Frau einbrachte.

Zwei Schützen griff ich mir heraus, die auf Fernwechseln Stellung beziehen sollten. Sie machten wenig begeisterte Gesichter, fuhren aber brav mit mir. Ich vergatterte beide zum Ausharren bis in die tiefe Nacht. Irgendwann würde sie irgendwer schon wieder abholen! Besonders Freund und Kollege Ewald B., dem ich seinen Standplatz als extrem „heiß" anpries, schaute mir nicht gerade überzeugt nach. Zu diesem Zeitpunkt wußte ja noch niemand, daß er zum größten „Hoffnungsträger" der Mannschaft werden würde.

Als nächste schnappte ich mir Günter und einen weiteren Jagdfreund aus Heubach, Walter L., und postierte sie auf einem Zwischenweg, ca. 200 Meter vom eigentlichen Geschehen entfernt. Hier gab es zwei Möglichkeiten, wovon eine todsicher war – hier kamen sie immer! Deshalb hatte ich mir ja schon die beiden versiertesten Saujäger ausgesucht, um sie hier als „Sicherung" einzubauen, wenn die kranke Sau unbehelligt aus dem oberen Dickungsteil entkommen sollte. Auch sie hatten den Auftrag auszuharren. Den Rest der Schützen verteilte ich um den oberen Teil des Fichtenbestandes, da sich hier ein breiter Wirtschaftsweg dafür anbot.

Auf ein Abstellen am Feldrand entlang konnte ich aus Erfahrung verzichten. Wenn hier Sauen steckten, gingen sie immer zurück oder bestenfalls auf den Fernwechsel zum Revierteil Gersberg. Dies kam aber äußerst selten vor, da dieser Wechsel eine große Strecke über freies Feld durch die Jagd von Gerhard L. ging, der am gestrigen Jagdtag den Glauben an seine Doppelbüchse verloren hatte. Vorsichtshalber postierte ich den dritten Schützen aus Heubach, Hans V., am Ende der Dickung kurz vor den Feldrand, um auch diese Möglichkeit abzusichern. Hans war kein so „wilder Jäger" und hier schon recht gut aufgehoben. Er schien eigentlich immer recht froh zu sein, wenn keine Sau bei ihm durchbrechen wollte.

Zufrieden über meine Abstelltaktik begab ich mich zurück auf den Einwechsel, auf dem sich schon der Hundeführer und meine Frau postiert hatten. In gespannter Erwartung ging es los. Der DD suchte gut voran und arbeitete immer tiefer in die Dickung hinein. Die Funkgeräte waren nun in der Hand meiner Frau und von Wolf S., der außen am Weg abgestellt war, um ständig Informationen auszutauschen. Der Ruf „Wundbett!" elektrisierte uns alle. Schweiß war zwar nicht darin zu erkennen, aber es gingen keine anderen Saufährten in die Dickung hinein. Wir konnten also davon ausgehen, daß es von der kranken Sau stammte. Der Hundeführer schnallte den Rüden, der auf der Saufährte davonschoß. Gespanntes Warten!

Lange Zeit tat sich nichts. Dann fiel aus der Richtung von Hans V. ein Schuß, kurze Zeit später noch einer. Entspanntes Ausatmen; das war es dann wohl gewesen! Mittlerweile war auch der DD-Rüde wieder bei uns eingetroffen, wurde angeleint und verließ mit uns die Dickung. Warten war angesagt. Irgendwie würde uns schon ein Durchrufen der angestellten Schützen erreichen. Nichts dergleichen geschah! Totenstille um die ganze Dickung.

Nach einer halben Stunde Wartezeit hielt es mich nicht mehr auf meinem Platz. Durch Zuruf von Schütze zu Schütze tastend (Vorsicht ist die Mutter der Porzelankiste), kam ich am Ende der Dickung an. Ca. 30 Meter trennten mich noch vom Schützen Hans V., der mir versunken entgegenschaute, als ich im Schnee eine Saufährte entdeckte, in deren Mitte ein handtellergroßer Schweißfleck zu sehen war. „Was war los bei dir?" fragte ich, nichts

Gutes ahnend. Hans antwortete mir mit einem versonnen Lächeln: „Hier war eine Sau. Die war aber viel schwerer als 40 Kilogramm und außerdem kerngesund! Die stand da, wo du eben stehengeblieben bist, hat eine halbe Minute auf das Feld hinausgesichert und ist dann wieder zurück in die Dickung!" – „Du hast doch zweimal geschossen!" war meine Entgegnung. „Ich?" fragte er mit erstaunten Kinderaugen, „ich doch nicht! Da unten im Feld hat es zweimal geknallt. Das hatte aber mit uns nichts zu tun!"

Am liebsten hätte ich ihn an den Ohren bis zu dem Schweißfleck gezogen, aber ich wußte , daß er sehr zart besaitet und leicht in seinen „Grundfesten" zu erschüttern war. So schluckte ich meinen aufkeimenden Zorn hinunter und fragte vorsichtig: „Hast du dir die Fährte denn schon einmal angeschaut? Hier ist nämlich Schweiß und nicht zu knapp!" Sein Gesichtsausdruck zeigte zunächst maßloses Erstaunen, um dann zu einem schuldvollen Ausdruck überzugehen. Nicht gerade froh gestimmt, wies ich ihn an, seinen Standplatz zu halten, bis er abgerufen würde, und machte mich auf den Rückweg.

Gottseidank waren alle Schützen auf ihrem Platz stehen geblieben, und so konnte das „Spiel" aufs neue beginnen. Aber ein altes Sprichwort sagt, daß ein Unglück selten allein kommt! Das Zweite kam nämlich schon in der Gestalt eines Kollegen, der während unseres Rundrufes noch seinen Frühschoppen ausgiebig genoß und erst zu Hause von seiner Frau etwas von unserer Nachsuche erfuhr. Da er immer sehr hilfsbereit war, besonders wenn „Servesa" im Spiel war, hatte er das ganze Revier nach uns abgesucht und erstaunlicherweise auch alle Schützen gefunden. Zuerst die auf dem Fernwechsel, die er sofort nach Hause schickte, weil „doch nichts mehr los" sei. Da es sich bei den beiden Fernwechselschützen aber um „erfahrene" Kollegen handelte, ging ich davon aus, daß sie noch auf ihren Ständen ausharrten.

Unser überaus hilfsbereiter Kollege pendelte nun zwischen den angestellten Schützen hin und her und versuchte alle zu überzeugen, daß keine Erfolgsaussichten mehr bestünden. Da uns die Zeit wieder einmal davonlief, legte ich ihm nahe, doch vorauszufahren und in der Dorfkneipe auf uns zu warten, wir würden irgendwann ebenfalls dort auftauchen. Daraufhin entfernte er sich murmelnd in eine Richtung, in der er sein Auto vermutlich abgestellt hatte. Wir haben ihn an diesem Tage nicht mehr wiedergesehen ...

Aber zurück zur Nachsuche! Um die Sache jetzt doch zu einem Ende zu bringen, es war mittlerweile 16.30 Uhr geworden, holte ich meine an Sauen erfahrene DD-Hündin „Cora" aus dem Auto, um sie in der Dickung zu schnallen. Sie kannte die freie Suche auf Sauen und wußte genau, worauf es ankam. Die Hündin war schon eine ganze Weile unterwegs, und nichts war zu hören. Der Schnee tat ein übriges, um die Geräusche noch zusätzlich zu dämpfen.

Aber die Fläche, die sie absuchen mußte, um näher an die Sau zu kommen, war ja auch sehr groß. Endlich erklang Standlaut. Weit weg, ziemlich am Ende der Dickung. Hatzlaut, dann wieder Standlaut. Dann wieder Stille! Nein, wieder erklang Hatzlaut, diesmal bedeutend näher! „Sie ist sichtlaut", dachte ich, also mußte sie dicht hinter der Sau sein. Hoffentlich waren jetzt alle Schützen in Bereitschaft, denn nichts „verschleißt" mehr als Stehen und Warten.

Immer näher kam das Geläut. Auch ich hatte das Gewehr zur Hand genommen, um für alle Eventualitäten gewappnet zu sein. Aber die Hatz ging oberhalb an mir vorbei und entfernte sich. Meine Frau, die unweit von mir auf einer Schneise postiert war, versuchte aufgeregt, Funkkontakt herzustellen, was ihr aber offensichtlich nicht gelang, da sie die Sprechtaste ununterbrochen gedrückt hielt. In dem Moment, als die Sau ihre Schneise überfiel, vergaß sie die gesamte moderne Technik und schrie lauthals: „Wolf! Achtung, die Sau kommt!" Kaum war ihr Ruf verhallt, knallte es auch schon. Die kranke Sau hatte die Dickung bei Wolf S. verlassen, der trotz Vorwarnung zweimal vorbeigeschossen hatte. Nun, das war nicht weiter tragisch – sie würde jetzt ja den anderen Schützen auf den Wechseln kommen!

Die Dämmerung begann stark fortzuschreiten, und in der Dickung war es bereits recht düster. Meine Hündin hatte ihre Arbeit getan. Die Sau hatte den Einstand verlassen, war den Schützen gekommen und aus der Verantwortung des Hundes entlassen. Die Hündin drehte dann ab, suchte ihren Herrn und war mit sich und der Welt zufrieden. Ihr Herrchen wiederum suchte seine Frau, um mit ihr gemeinsam die Dickung zu verlassen. Alles weitere mußten die „Außenstehenden" erledigen.

Auf dem Weg angekommen, fuhr mir aber sofort der Schreck durch die Glieder: Vor mir standen Günter und Walter L. und schauten mich ratlos an. „Was macht ihr denn hier? Auf euren Ständen saust gerade die kranke Sau durch", entfuhr es mir zornig. „Wir dachten, ihr habt uns vergessen auf unseren Ständen! Es hat doch schon vor zwei Stunden bei euch geknallt!" war ihre Entgegnung, genau wissend, was sich in diesen Augenblicken auf ihren Ständen abspielte.

Ging denn heute alles schief? Wir hatten noch nie jemanden auf seinem Stand vergessen! Beide wußten das natürlich ganz genau und waren jetzt das personifizierte schlechte Gewissen. „Gnade euch Gott, wenn der Ewald nicht mehr auf seinem Fernwechsel steht", war mein bissiger Abschluß der Unterhaltung. Jeder lauschte in die hereinbrechende Nacht, ob nicht doch irgendwo ein Schuß fiel, der das Ende der Nachsuche signalisierte. Aber nichts war zu hören!

Wir bestiegen die Fahrzeuge, und die kleine Karawane bewegte sich in Richtung Fernwechsel. Auf den Standplätzen von Günter und Walter machten wir noch einmal Halt. Hier zeigte sich das ganze Drama: Die Saufährte ging nur ca. einen Meter neben dem Standplatz von Günter vorbei. Der Freund wurde immer stiller, und ich wußte genau, wie es in ihm aussah. Alle umstanden die Krankfährte, und keiner sagte ein Wort. Den ganzen Tag gearbeitet und doch keinen Erfolg gehabt! Jeder hing seinen Gedanken nach, und niemand hatte Lust, in die Gaststätte zu fahren, als ein Schuß alle zusammenfahren ließ. Oben auf dem Plateau hatte es geknallt. Genau an dem Platz, wo ich Ewald B. abgestellt hatte!

Es war mittlerweile tiefe Nacht geworden, und jeder dachte das, was ich aussprach: „Hoffentlich hat er getroffen! Und wenn, könnt ihr gar nicht genug Bier ausgeben, um alles wieder gut zu machen! Und wenn nicht, gilt genau das gleiche!" Wir bestiegen wieder die Fahrzeuge und fuhren hinauf auf das Plateau. Jeder hielt die Luft an, als wir bei Ewald angelangt waren. Im Scheinwerferlicht sahen wir ihn gebückt, mit einem blutigen Messer in der Hand über der Sau stehen. Alle stiegen aus ihren Fahrzeugen, die Stimmung war auf einmal laut und ausgelassen, und jeder klopfte Ewald auf die Schulter. Ich glaube, einige hätten ihm auch gerne einen Kuß auf die Wange gegeben.

Er selbst wußte ja nicht, was bereits alles passiert war, aber den Glauben an uns hatte er auch schon lange verloren. Den Besuch von Kollegen Burkhard S. hatte er ja noch unbeschadet überstanden, aber von uns fühlte er sich

versetzt. In seinem „Unglauben" hatte er seinen Rucksack gepackt und wollte zum Forsthaus laufen, als er die
Sau den Hang herauf kommen hörte. Sehen konnte er zu
diesem Zeitpunkt kaum noch etwas. Die kranke Sau war
dann auf 30 Meter angewechselt und mußte nach dem
für sie anstrengenden Aufstieg erst einmal verschnaufen.
Hierbei hatte Ewald B. Gelegenheit, sein Gewehr wieder
zu laden und einen gezielten Schuß anzubringen, der die
Sau am Platz verenden ließ. Die Verletzungen vom Vortag waren zwei Laufschüsse vorn rechts. Einmal die Schale
und einmal etwas höher durch die Muskulatur des Ober-
armes.

Der vormals gedrückten Stimmung folgte nun fast eine
Euphorie, und der Drang zur Gastwirtschaft wurde zusehends größer. Im Vorbeifahren wurde die Sau am Forsthaus abgeliefert, und weiter ging es in die untere Dorfwirtschaft. So viel schlechtes Gewissen und so viel Erleichterung so schnell in so viel Bier und Schnaps zu er-
tränken, ist eine Kunst, die nicht alle Jäger beherrschen.
Innerhalb einer Stunde war fast die gesamte Mannschaft
absolut fahruntüchtig, und spätestens jetzt weiß jeder,
warum die Geschichte „Ein Unglück kommt selten allein"
heißt!

Übrigens: Die zwei Schüsse im Feld stammten von
Gerhard L. Es waren Kontrollschüsse auf eine Scheibe mit
seiner Doppelbüchse! Vertrauensbildende Maßnahmen,
um den am Vortag so sehr erschütterten Glauben an sein
neues Gewehr wieder zurechtzubiegen. Daß er damit
unsere Nachsuche erheblich aus dem Tritt gebracht hatte, erfuhr er erst einige Wochen später.

Schneemangel und die Saujagd auf Verdacht

oder

Die Zeit, die eilt im Sauseschritt ...

Ein paar Winter lang spielte uns das Wetter, sprich der Schnee, so manchen Streich. Neuerdings waren die Winter entweder gänzlich schneelos, beglückten uns mit Dauerregen oder, wenn es doch einmal ein paar weiße Flokken gab, dann so wenige, daß es noch nicht einmal zum Kreisen reichte.

Bösartige Stimmen (natürlich Kollegen!) machten sogar ein Weihnachtsgedicht auf diesen Umstand und dichteten mir an, daß ich an Wintertagen nur noch vor dem Kühlschrank säße und auf Schnee warten würde. Aber selbst das führte zu nichts!

Dann kam es aber doch noch soweit. Am späten Vormittag begann es leise zu schneien. Feine, weiße Schneeflocken, die sich vermehrten und immer dichter fielen, brachten die lang ersehnte Neue. Es war bereits Februar im Jahre '93, aber Frischlinge und Überläufer waren ja noch zu bejagen. Nicht mit großem Bahnhof, versteht sich, aber so schön klein – genau das Richtige für uns „Pfarrerstöchter"! Der feine Schnee brachte nur keine Masse; Aber wir waren ja auch nicht verwöhnt.

Um 23.00 Uhr ließ ich die Hunde noch einmal vor die Tür des Forsthauses, stellte zufrieden fest, daß der Schneefall aufgehört hatte, und ging voller Vorfreude auf den nächsten Morgen zu Bett. Nach dem Frühstück hielt uns (meine Frau und mich) nichts mehr. Irgendwo mußten sie, die Wutzerchen, ja stecken. Sie waren ja schließlich Standwild im Revier! Schon im ersten Revierteil, der Planie, war eine Rotte von ca. fünf Stück die ganze Nacht unterwegs gewesen. In jede Dickung hinein, wieder hinaus, an anderer Stelle wieder hinein, wieder hinaus, gleich drei-, viermal. In den Althölzern hatten sie gebrochen, nirgends ein klares Fährtenbild, geschweige denn zu erkennen, wo sie stecken könnten.

So ist das nun einmal, wenn die Schwarzkittel Standwild sind. Sie konnten überall und nirgends sein! Im Revierteil „Kohlwald" tat sich dagegen zum Ausgleich gar nichts. Keine Saufährte führte durch dieses fast ideale Saubiotop. Auch bei Günter im Revier wimmelte es zwar von Sauen, die aber alle das „Lokal" verlassen hatten und gen Spessart gezogen waren. Endlich wieder einmal etwas Schnee, aber doch keine Saujagd! Wir mußten weiter darben, und an „Entzugserscheinungen" leiden, denn auch im Revier von Burkard S. hatte kein Schwein seine Fährte gezogen.

Nein, mit dieser Tatsache konnten und durften wir uns nicht abfinden. In der Planie waren die Erfolgsaussichten am größten, und so wurde eine „Sau-Suchjagd" auf Verdacht angesetzt. Treffpunkt um 14.00 Uhr bei mir am Forsthaus. Geladene Schützen: Günter, Burkhard und meine Wenigkeit, sowie „Cora vom Ulstergrund", ohne die gar nichts gehen würde. Wir wollten Dickung für Dickung absuchen, irgendwo mußten sie ja stecken. Die beiden Kollegen sollten sich jeweils leise auf die Wechsel vorstellen, während „Cora" und ich die Einstände durchkämmten. Häufig zeigten solche kleine „Spieljagden" mehr Erfolg als groß aufgezogene „Hofjagden".

Systematisch wurde nun eine Dickung nach der anderen abgesucht. Cora arbeitete mit großem Schwung und Passion, und immer wenn sie wieder bei mir auftauchte, war ich sicher, daß in diesem Einstand keine Sau zu Hause war. Meine Hosen waren jetzt bereits naß bis an die Kniekehlen, aber in Erwartung einer ganzen Rotte Sauen war außer Wärme nichts zu spüren. Wieder nichts – also weiter zur nächsten Dickung!

Der kurz aufflammende Hatzlaut des Hundes elektrisierte uns alle, aber nur ein alter Waldhase suchte sich ein neues Zuhause. Es ist herrlich, mit einem Hund zu jagen, der rehwildrein ist.

Fast ratlos, welche Dickung noch zu nehmen wäre, kam mir ein Kiefer/Lärchen-Stangenholz in den Sinn, welches aufgrund zusammengebrochener Nadelholzpartien ebenfalls gerne vom Schwarzwild angenommen wurde. Dorthin wollten wir, um noch ein letztes Mal unser Glück zu probieren. Günter und Burkhard bezogen an einem Weg Stellung, der nicht nur gutes Schußfeld, sondern auch freie Sichtmöglichkeiten zur Kontrolle bot.

Ich wartete, bis die beiden Kollegen ihre Stände bezogen hatten, dann ging ich mit der DD-Hündin zum hinteren Teil des Stangenholzes, in dem einige Lärchen und auch Stroben vom Wind geworfen waren. Hochstehende Wurzelteller und kreuz und quer liegende Stangen in mehreren Schichten machten ein Durchkommen fast unmöglich. Hier mußte die Hündin eben allein arbeiten und das Gelände absuchen.

Standlaut! Tiefes, gleichmäßiges Geläut, kaum 50 Meter von mir entfernt. Dort mußte die „Bande" sitzen! Der Standlaut kam unverändert von der gleichen Stelle. Cora rief mich und wollte mir wieder einmal ganz alleine Erfolg bescheren. Langsam arbeitete ich mich durch die liegenden morschen Stangen. Es waren teilweise schon richtige Stämme dabei, die überklettert werden mußten. Natürlich ging das alles wenig geräuschlos vor sich, und als es besonders laut unter meinem Gewicht brach, ging der Standlaut in Hatzlaut über und entfernte sich in Richtung Weg. Es mußten mehrere Sauen sein, die sich dort geräuschvoll entfernten.

Jetzt fiel ein Schuß! Das war bei Günter. Ein einzelner Schuß war immer ein gutes Zeichen, und so machte ich mich auf, um quer durch das Stangenholz bis zum Weg zu gelangen. Nach ein paar Schritten knackte es nur wenige Meter neben mir, und ein recht ansehnlicher Überläufer empfahl sich nach hinten in die angrenzende Kulturfläche, die aber auch schon ein bis zwei Meter hoch bewachsen war. Nun ja, eigentlich hätte ich es aus Erfahrung wissen müssen, daß man Sauen niemals trauen kann.

Am Weg angekommen, hatte ich es nur wenige Meter bis zu Günter. Burkhard stand schon neben ihm, und beide begutachteten den sauberen Abdruck einer Sau im Schnee des Weggrabens. Ein paar Tropfen Schweiß waren auch zu erkennen, eingerahmt von einigen dunklen Schnitthaaren: Federn!

Das Gesicht des Freundes sprach Bände, und die Schußzeichen erklärten den Rest. Die Sau, ebenfalls ein Überläufer, war auf nächster Nähe gekommen, hatte den Schuß aus Günters Drilling mit einer Rolle vorwärts quittiert und war regungslos im Weggraben liegen geblieben. Seines Erfolges sicher, hatte Günter die liegende Sau noch einen Moment mit Brenneke in seinem Drilling bewacht, und als diese sich nicht mehr rührte die Waffe geöffnet, um die Kugelpatrone zu ersetzen. Just in diesem Augenblick erhob sich die Sau, leistete sich keinerlei „Bedenkzeit" und empfahl sich mit zwei Fluchten über den Weg in die angrenzende Fichtendickung.

Krellschuß! Keine Gelegenheit mehr, einen zweiten Schuß anzubringen. Auch waren die Chancen für eine erfolgreiche Nachsuche gleich null.

So etwas „wurmte" Günter, und seinem Gesicht war anzusehen, daß er sich am liebsten irgendwohin gebissen hätte, wo man nicht so einfach hinkommt. Nicht nur ihn ärgerte das Mißgeschick, denn wir waren ja schließlich ausgezogen, um lang entbehrte Beute zu machen. Aber nach kurzer Zeit und nach einigen kleinen Schnäpsen aus dem mitgeführten „Flachmann", war unsere Stimmung wieder bestens. Cora, die der Saufährte noch ein Stück gefolgt war, hatte sich mittlerweile auch wieder bei uns eingefunden und ließ sich von unserer Fröhlichkeit anstecken: Immer wenn wir lachten, gab sie laut! Nach dem Sprichwort: „Wer den Schaden hat, braucht für den Spott nicht zu sorgen", hatte Günter dann auf dem Heimweg einiges einzustecken.

Nur eines ahnte zu diesem Zeitpunkt keiner von uns: Diese Saujagd war Günters letzte. – Zwei Monate später mußten wir unseren Freund zu Grabe tragen. Er war am 18. April 1993 tragisch und viel zu früh aus unserer Mitte abberufen worden.

In vielen Zwiegesprächen mit ihm, während langer Hochsitzabende geführt, wünsche ich ihm immer wieder ein paar kleine Saujagden, vielleicht mit Diana und Hubertus gemeinsam.

Dämmerung

Langsam senkt sich die Sonne im Westen.
Ihr Schein zerfließt, wird breit und milchig!
Farbenspiele zeigen sich am Horizont, verlaufen,
werden intensiver, verändern sich ständig.
Wolkenstreifen bekommen Form und Konturen,
nehmen das Rot in sich auf, tragen es mit sich,
geben es nie wieder her!

Die Natur erreicht noch einmal einen Höhepunkt,
ist aktiv, als habe sie den Tag verschlafen.
Vögel fliegen rastlos hin und her,
erledigen noch schnell ein paar Dinge ihres Daseins.
Aus hohen Baumspitzen erklingt kraftvoll ihr Gesang,
fast als fürchteten sie, es gäbe kein Morgen.
Das Licht des Tages wird unmerklich schwächer,
die Umrisse aller Dinge werden weicher, verlieren ihre Form.
Einzelheiten lösen sich auf, werden Fläche, bekommen Tiefe,
verleihen der Landschaft fortwährend neue Strukturen.

Die Schatten wachsen immer länger,
reduzieren unendlich viele Details auf das Wesentliche.
Lautlos hebt sich der Dunst aus dem Nichts,
verschleiert die Natur, lebt vom weiter schwindenden Licht.
Bedeckt vieles, was er mit dem Morgen wieder freigibt.
Immer weicher wird die Gestalt des vergehenden Tages.

Noch zögert die Sonne,
den letzten Lichtstreifen mit sich zu nehmen.
Will nicht eingestehen,
daß sie für kurze Zeit der Verlierer ist,
das Feld räumen muß für andere Mächte.
Immer schneller wird alles grau in grau,
und wie unter Zeitdruck schwillt der Vogelgesang noch einmal an.

Doch nach und nach fallen immer mehr Sänger aus,
verstummt ihr Gesang, verrät ein letztes Flattern ihren Schlafplatz.

Der Dunst hat sich zu feinem Nebel zusammengeschlossen,
tastet sich mit schlangenartigen Bewegungen in die aufsteigende Nacht.
Dunkle Büsche und Bäume beginnen sich zu bewegen,
immer schneller, hin und her, auf und ab, werden zu finsteren Gestalten.
Je genauer man sie betrachtet, desto wilder wird ihr Tanz.

Nur ein dünner Lichtstreifen am Horizont verrät den Weg der Sonne.
Unaufhaltsam schwindet das letzte Licht.
Ein verspäteter Vogel singt seine Strophe zu Ende,
schickt noch einen halbherzigen Ton hinterher, verstummt ganz.
Mit der heraufsteigenden Nacht verebbt der Lärm des Tages.
Nichts ist mehr zu hören – ehrfürchtiges Schweigen!

Bald werden neue Geräusche erwachen: die Laute der Nacht!
Die um so geheimnisvoller sind, da man ihren Ursprung nicht erkennt.
Vorbei sind die kurzen Minuten der Dämmerung. Jeden Tag neu!
Dennoch ein unbeschreibliches Schauspiel über das Kommen und Gehen.
Jetzt ist es Nacht geworden!

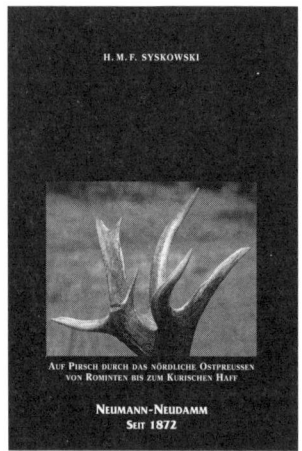
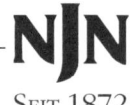